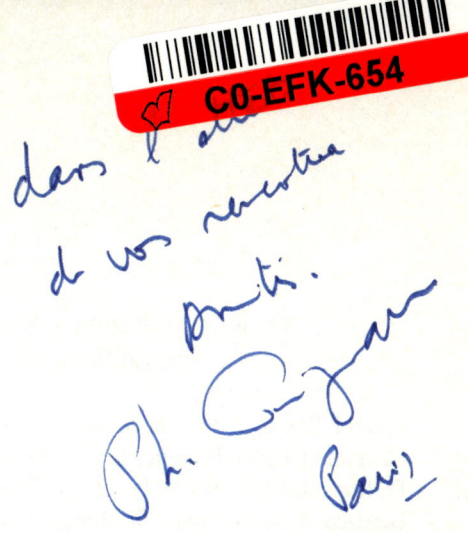

sciences et société

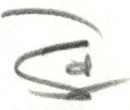

Dans la collection « Sciences et société »
Aux Éditions La Découverte

Marcel Blanc, *L'Ère de la génétique*.
Mohamed Larbi Bouguerra, *Les Poisons du tiers monde*.
Philippe Breton, Serge Proulx, *L'Explosion de la communication*.
Bernard Cassen (sous la direction de), *Quelles langues pour la science ?*
Alan Chalmers, *Qu'est-ce que la science ?*
Alan Chalmers, *La Fabrication de la science*.
Denis Duclos, *La Peur et le Savoir. La société face à la science, la technique et leurs dangers*.
Francis Kaplan, *Le Paradoxe de la vie. La biologie entre Dieu et Darwin*.
Bruno Latour, Steve Woolgar, *La Vie de laboratoire. La production des faits scientifiques*.
Yves Lenoir, *La Vérité sur l'effet de serre. Le dossier d'une manipulation planétaire*.
Pierre Lévy, *La Machine univers*.
Pierre Lévy, *Les Technologies de l'intelligence. L'avenir de la pensée à l'ère informatique*.
Richard C. Lewontin, Steven Rose, Leon J. Kamin, *Nous ne sommes pas programmés* (épuisé).
Swen Ortoli, Jean-Pierre Pharabod, *Le Cantique des quantiques*.
Guitta Pessis-Pasternak (entretiens avec), *Faut-il brûler Descartes ? Du chaos à l'intelligence artificielle : quand les scientifiques s'interrogent*.
Michel de Pracontal, *L'Imposture scientifique en dix leçons*.

Philippe Pignarre

Les deux médecines
Médicaments, psychotropes et suggestion thérapeutique

ÉDITIONS LA DÉCOUVERTE
9 *bis*, rue Abel-Hovelacque
PARIS XIIIe
1995

Le logo qui figure au dos de la couverture de ce livre mérite une explication. Son objet est d'alerter le lecteur sur la menace que représente pour l'avenir de l'écrit, tout particulièrement dans le domaine des sciences humaines et sociales, le développement massif du photocopillage.
Le code de la propriété intellectuelle du 1er juillet 1992 interdit en effet expressément la photocopie à usage collectif sans autorisation des ayants droit. Or, cette pratique s'est généralisée dans les établissements d'enseignement supérieur, provoquant une baisse brutale des achats de livres, au point que la possibilité même pour les auteurs de créer des œuvres nouvelles et de les faire éditer correctement est aujourd'hui menacée.
Nous rappelons donc que toute reproduction, partielle ou totale, du présent ouvrage est interdite sans autorisation de l'auteur, de son éditeur ou du Centre français d'exploitation du droit de copie (CFC, 3, rue d'Hautefeuille, 75006 Paris).

Si vous désirez être tenu régulièrement informé de nos parutions, il vous suffit d'envoyer vos nom et adresse aux Éditions La Découverte, 9 *bis*, rue Abel-Hovelacque, 75013 Paris. Vous recevrez gratuitement notre bulletin trimestriel **A la Découverte**.

© Éditions La Découverte, Paris, 1995.
ISBN 2-7071-2435-4

A la mémoire de Driss Chougrad

Pour Isabelle Stengers

Introduction

Vexant. Malgré tous les efforts déployés, des patients continuent de guérir d'étranges manières. La célèbre revue scientifique, *New England Journal of Medicine*, publie le récit de la guérison inexpliquée de Norman Cousins qui souffrait d'une spondylarthrite ankylosante [1]. Norman Cousins quitte l'hôpital, s'installe dans un hôtel confortable et décide de se soigner avec de très fortes doses de vitamine C et... la projection de films comiques.

Vexant. Un directeur des études cliniques d'un grand laboratoire pharmaceutique se fait communiquer les tout récents résultats d'une grande étude clinique contre placebo, menée selon une méthodologie extrêmement rigoureuse. Il découvre, épouvanté, que l'effet placebo a permis de guérir 70 % des patients et non pas 35 % comme on en avait l'habitude.

Vexant. Au sein même de la médecine académique,

---

[1]. Norman COUSINS, « Anatomy of an Illness (as Perceived by the Patients) », *New England Journal of Medicine*, n° 295, 1976, p. 1458-1463.

les deux médecines

renaissent en permanence d'« autres manières de soigner », comme si l'exercice illégal de la médecine, battu en brèche depuis la fin du XVIIIe siècle, surgissait au cœur même de l'institution. Un médecin sur deux ferait appel à des moyens de soigner aux marges de la médecine scientifique.

Vexant. Dans une importante université de Paris, des thérapeutes, docteurs en psychologie ou médecins, se mettent à distribuer des amulettes, organisent des consultations collectives, envoient leurs patients chez des marabouts, ou pratiquer le vaudou. Et ils sont subventionnés par les pouvoirs publics.

J'ai écrit ce livre en pensant à tous ces sujets vexants[2]. Ils ont tous en commun de manifester la difficulté d'imposer une seule médecine, unifiée sous la bannière de la science. Comme si quelque chose résistait et insistait dont il fallait apprendre à rendre compte, sans ricanements ni menaces, ni prétention à avoir raison.

Ce sont les médicaments qui constituent le cœur de la médecine moderne occidentale. L'industrie pharmaceutique qui a le quasi-monopole de leur invention et de leur mise sur le marché est l'objet de beaucoup de haine alors que dans le même temps les médicaments sont l'objet d'un extraordinaire respect, qui leur donne une quasi-extraterritorialité par rapport à nos autres objets techniques[3]. Un exemple récent en témoigne. L'ethnologue Philippe Descola raconte, dans *Les Lances du crépus-*

---

2. L'idée de ce texte, devenu un livre au fil des réécritures, est né d'une demande de Tobie Nathan : parler des médicaments au congrès d'ethnopsychiatrie qu'il organisait les 6, 7 et 8 octobre 1994 avec son équipe du Centre Georges-Devereux (université de Paris-VIII). L'enjeu était d'importance car les thérapeutes du Centre connaissent bien les médicaments. Les patients qu'ils reçoivent s'en sont souvent vu prescrire, lors de consultations plus classiques avant qu'ils n'arrivent là. Mais eux, du fait de leur double filiation à la psychanalyse et aux techniques thérapeutiques traditionnelles, n'en prescrivent pas. Mon objectif n'était évidemment pas de les convaincre du contraire, mais de profiter de cette rencontre pour réfléchir sur notre héritage ici en Occident. Ma longue fréquentation du séminaire d'Isabelle Stengers « Autour de l'hypnose », celle de la psychiatrie classique, de l'industrie pharmaceutique et de ses chercheurs m'ont permis d'espérer pouvoir produire un travail à l'intersection de toutes ces disciplines pour aider à les « empêcher de penser en rond ».

3. Une des raisons de ce décrochage entre la haine et le respect pourrait être le

cule[4], son séjour chez les Indiens Achuars entre Équateur et Pérou. Il s'y conduit de manière habituelle pour un ethnologue, évitant toute intervention qui troublerait les rythmes et l'organisation de cette société. Ainsi pratique-t-il le troc, comme il est d'usage chez les Achuars, pour tous les objets qu'il a emportés avec lui. Tous les objets ou presque... car il n'a pas pu se résoudre à l'appliquer à une catégorie particulière : « La seule exception à cette règle du troc concerne les médicaments courants dont nous avons constitué un stock important et diversifié, et que nous dispensons bien sûr gratuitement à tous ceux qui viennent nous consulter[5]. » Ce statut tout à fait exceptionnel donné à ces objets techniques particuliers que sont les médicaments se retrouve dans toutes les résolutions internationales décrétant le boycottage ou le blocus d'un pays. Décréter l'inverse ferait scandale. C'est une question qui ne doit pas se poser. C'est « bien sûr », comme l'écrit Philippe Descola, c'est-à-dire que cela relève d'une évidence et ne mérite pas que l'on s'y attarde. C'est ce type même de certitudes que nous souhaitons interroger tout au long de ce livre[6].

Si l'on veut comprendre ce qui définit la médecine moderne, il faut donc reprendre la question des médicaments en partant de leurs modes d'invention. Qu'est-ce qui caractérise le travail fait en commun par ces chercheurs aux compétences si extraordinairement diverses (chimistes, biologistes, pharmacologues, statisticiens, etc.) ? Le médicament moderne semble si différent des thérapeutiques qu'utilisaient nos grands-parents qu'il mérite de voir son parcours reconstitué avec ses spéci-

---

double statut du médicament : c'est une marchandise pour l'industrie qui le conçoit et le *met sur le marché*. Ce n'est généralement pas une marchandise pour le consommateur. Ce double statut contradictoire implique une économie morale sous-jacente également contradictoire. Pour le consommateur, s'il ne doit pas être une marchandise c'est qu'il appartient au monde du sacré.
4. Philippe DESCOLA, *Les Lances du crépuscule*, Plon, Paris, 1994.
5. Philippe DESCOLA, *Les Lances du crépuscule, op. cit.*, p. 90.
6. Le seul auteur à avoir pris un véritable risque, en philosophe, en traitant ce sujet est François DAGOGNET, *La Raison et les Remèdes*, PUF, Paris, 1964.

ficités propres et le jeu de tous ses acteurs, ce que nous verrons dans le premier chapitre. Nous serons ainsi plongés au cœur de la médecine occidentale moderne dont nous avons de multiples raisons d'être fiers.

Mais ce parcours nous amènera aussi à redécouvrir l'effet placebo. La formule « c'est l'effet placebo » est passée dans le langage courant pour qualifier les médecines non savantes dont nous ne sommes pas capables d'expliquer certains résultats surprenants. Qu'est-ce que l'effet placebo ? Les nombreuses études réalisées depuis la fin de la Seconde Guerre mondiale devraient nous permettre de lever les ambiguïtés qui cernent cette notion. Savons-nous bien de quoi nous parlons ?

Il nous faudra ensuite reprendre l'histoire exemplaire de la manière dont nous avons inventé, de manière séparée et presque opposée, la psychiatrie dynamique (essentiellement la psychanalyse) et la psychiatrie biologique. Nous devrons remonter deux siècles plus tôt, jusqu'à ceux qui apparaissent sous la figure emblématique de fondateurs : Philippe Pinel et Franz Anton Mesmer. Cette histoire de la double psychiatrie, avec ses conciliations impossibles mais aussi avec ses points de passage, n'aurait-elle pas valeur de paradigme pour comprendre la persistance de deux médecines jusqu'à nos jours ?

L'idéal serait de disposer des outils théoriques permettant de rendre compte en même temps des trois événements qui caractérisent la manière dont nous avons inventé la psychopathologie moderne et la théorie du symptôme au cours de ces quarante dernières années : la mise au point du premier neuroleptique en 1952, le phénomène dit de surconsommation des psychotropes mineurs, mais aussi tous les phénomènes regroupés sous le nom de toxicomanie et enfin, cette invention séparée de deux psychiatries. C'est que l'enjeu de ce livre est de réfléchir aux meilleures manières de soigner en échappant aux dénonciations aussi rituelles qu'inefficaces. Le tremblement de terre constitué par l'irruption du sida nous servira aussi de point de repère pour tester nos hypothèses.

Puisse ce livre, qui n'est pas une étude historique ni une étude académique et dans lequel on pourra certainement trouver de nombreuses approximations, participer à la réflexion sur ce qui nous caractérise, nous qui nous définissons comme des « modernes »[7].

---

7. Voir le livre de Bruno LATOUR, *Nous n'avons jamais été modernes*, La Découverte, Paris, 1992. Et celui d'Isabelle STENGERS, *L'Invention des sciences modernes*, La Découverte, Paris, 1994.

1

A la recherche de l'objet médicament

Tous les livres écrits sur les médicaments, et plus généralement sur la médecine, relèvent de deux genres apparemment très opposés. Le plus souvent, les auteurs, à partir du récit des découvertes qui accompagnent le XXe siècle et dont la plus emblématique est la pénicilline, insistent sur l'originalité et l'efficacité des traitements modernes. La science a permis de faire entrer la thérapeutique dans une ère radicalement nouvelle, pleine de promesses et où les progrès sont cumulatifs. Il n'y a plus rien de comparable entre la médecine moderne, les médicaments modernes et ceux de notre proche passé. La rupture est complète. Les auteurs sont pleins d'une admiration qu'ils veulent faire partager aux lecteurs, pour la fertilité des inventions et ils nous promettent de nouvelles révolutions conceptuelles dans la manière de soigner, pour un proche avenir.

Il existe un second type de livres dans lequel les auteurs ne mettent pas l'accent sur l'admiration et la confiance, mais sur la dénonciation. L'industrie pharmaceutique y est décrite comme manœuvrière et comploteuse : elle est responsable d'une surconsommation de médicaments, comme les antibiotiques et les psychotropes, lourde de menaces pour la santé ; elle vend les médicaments trop chers et n'hésite pas à le faire en dehors de leurs indications officielles, surtout dans les pays de l'hémisphère Sud ; elle refuse de financer les programmes de recherche qui seraient pourtant nécessaires mais qui sont économiquement peu porteurs. Selon ces auteurs, il faut apprendre à distinguer entre les différents acteurs du médicament, pour séparer les bons des mauvais. Les bons, ce sont les chercheurs et les scientifiques. Les mauvais, ce sont les hommes de marketing et les commerciaux, qui exploitent et trahissent les premiers. Il y a la science d'un côté, pure victime, et les marchands de l'autre.

Le fossé entre ces deux approches apparaît comme infranchissable. Et pourtant elles ont un point en commun. La science y est définie de la même manière : elle doit être mise à part, laissée à son autonomie. Dans ces deux types d'approche, on sépare d'un côté ce qui relève des substances chimiques et de leurs effets biologiques, qui renverraient à l'objectivité, à la vérité et à la nature, et de l'autre côté ce qui relève de la société et de la politique. Les premiers auteurs ont plutôt tendance à s'intéresser à la nature, à la réalité objective des découvertes, alors que les seconds préfèrent se consacrer à la société et à la politique, mais sans remettre en cause cette division des tâches. Le dialogue entre ces deux points de vue est un dialogue de sourds.

Pour résumer les choses de manière abrupte, on pourrait dire que ni les premiers ni les seconds ne s'intéressent aux vrais médicaments tels qu'on les consomme. Ils nous donnent à contempler un médicament idéal, pure substance chimique aux indications cliniques allant de soi et naturelles, insensible à son insertion dans la société marchande dans le premier cas, ou qu'il suffirait de débarrasser des mauvaises influences. Or, ce médicament-là est introuvable. Il n'existe tout simplement pas.

13

les deux médecines

Le médicament que l'on consomme a une « vie sociale » : il a mis dix ans en moyenne à être « constitué » comme médicament et obtenir son autorisation administrative de mise sur le marché ; il a un prix et un taux de remboursement ; il a été prescrit par un médecin dans le cadre d'une consultation où des propos ont été échangés et des examens réalisés ; il appartient à une « classe » (c'est un antibiotique, un neuroleptique, etc.) qui n'est pas indifférente pour le médecin, le pharmacien, le patient ; il a reçu un nom commercial ; il est dans un emballage original avec une notice d'emploi particulière.

Pour retrouver le médicament réel, il faut faire l'effort de revenir sur ses modes concrets d'invention et sur tous ceux qui « s'occupent » de lui sans décider *a priori* lesquels ont une activité noble et lesquels une activité méprisable. Il faut commencer par traiter de la même manière toutes les pratiques humaines réunies autour de la création du médicament. Remarquons que, dans l'industrie pharmaceutique, on ne parle pas d'« invention » des médicaments, mais de « mise au point ». Derrière la modestie de la formule, il y a l'insistance portée sur leur statut d'objet technique, et donc sur les longues transformations pratiques qui permettent de passer d'une substance chimique à un médicament. Les médicaments sont des objets techniques, ce qui signifie qu'ils incluent sous forme compacte, très bien dissimulée, des savoirs et des savoir-faire disparates par définition. Et il n'y a pas d'objets techniques purifiés de contenu social, même si celui-ci n'apparaît pas à première vue. Les objets techniques sont le résultat de longues négociations entre tous les acteurs ; ils contiennent ces relations sociales et aident à les stabiliser[1]. La difficulté est plus grande dans le cas des médicaments que dans celui de beaucoup d'autres

---

1. Nous renvoyons ici aux travaux de Michel Callon, Bruno Latour et du Centre de sociologie de l'innovation qui ont bouleversé l'approche de ce type de problèmes. Bruno LATOUR, *Nous n'avons jamais été modernes. Essai d'anthropologie symétrique*, *op. cit.* Michel CALLON et Bruno LATOUR, *La Science telle qu'elle se fait. Anthologie de la sociologie des sciences de langue anglaise*, La Découverte, Paris, 1990.

objets techniques, car bien peu de chose permet de distinguer un médicament d'un autre, une fois qu'on les a sortis de leurs boîtes respectives.

On peut pourtant se livrer à un jeu assez simple qui permet de vérifier le caractère compact, hétérogène et non purifiable de chaque médicament : changeons une de ses caractéristiques qui est habituellement considérée comme mineure, non essentielle, ou surajoutée, et observons ensuite comment il se transforme en un autre médicament aux qualités d'ensemble totalement différentes.

Naissance d'un médicament peu ordinaire

Les autorités sanitaires françaises avaient inclu la méthadone dans la liste des « stupéfiants » dont le trafic, la détention et la consommation sont réprimés par la loi de 1970 qui organise la prohibition en France. Ce classement était justifié par la composition chimique de la méthadone : il s'agit d'un opiacé de synthèse. De ce point de vue, méthadone et héroïne ont tout pour être considérées de la même manière. Ainsi, en 1994, un patient ayant rapporté en France des doses de méthadone qui lui avaient été prescrites par un médecin belge a été condamné à une peine de prison en première instance et à une amende en appel [2].

Pourtant, depuis la fin de 1994, la situation d'un de ces deux produits s'est transformée : la méthadone est devenue un « médicament ». Elle a reçu une AMM (autorisation de mise sur le marché délivrée par une commission nommée par les pouvoirs publics et composée d'experts dans le domaine scientifique et médical) qui précise son indication : assurer la substitution des héroïnomanes, sous un contrôle médical.

Transportons-nous immédiatement au bout de la

---

[2]. Ce jugement survenait au moment où le gouvernement s'engageait à favoriser les traitements par la méthadone : d'où l'embarras des tribunaux.

les deux médecines

chaîne. Que se passe-t-il au niveau des consommateurs ? Les deux « mini-sociétés » qu'inventent désormais ces deux produits, l'héroïne et la méthadone, sont radicalement opposées : l'héroïne invente une mini-société marquée par la marginalité, l'exclusion, le risque de la prison, la fragilité sociale. Mais l'invention n'est pas seulement sociale. L'héroïne définit aussi l'utilisateur au plus près, dans son corps physique, comme susceptible de devenir séropositif au HIV, comme souffrant d'abcès dus aux injections répétées faites dans de mauvaises conditions, comme étant menacé par des infections et éventuellement par une mort rapide par overdose. Elle le définit aussi dans son psychisme : l'utilisateur est un manipulateur, un menteur. Les experts distinguent chez l'héroïnomane une structure mentale proche de la psychose (qu'on appelle *border-line*), et ont beaucoup écrit sur les « pratiques ordaliques » qui le définissent en tant que personnalité pathologique.

A l'inverse, la méthadone invente une société où les individus jusque-là marginalisés peuvent se réinsérer, où ils sont pris en charge sanitairement. Ils sont également stabilisés psychiquement, émotionnellement. Ils ne souffrent plus de manque, leur niveau d'anxiété baisse radicalement. Ils sont devenus des êtres socialisables.

Tout oppose sur les plans social, sanitaire, physique et moral les effets de la consommation d'héroïne et ceux de la méthadone. A quoi doit-on cette transformation ? A une nouvelle découverte scientifique ? A une modification de la composition chimique de la méthadone ? Tous ces changements ne sont dus qu'à une seule chose : la modification d'un classement administratif avec le passage de la méthadone de la liste des stupéfiants prohibés à la liste des médicaments ayant une AMM. Et ainsi le produit change dans ses effets immédiatement constatables : il s'est transformé en un antagoniste de l'héroïne, non pas au sens biologique, insuffisant, mais au sens social global que l'on pourrait lui donner.

Si l'on suit le chemin qui mène de la méthadone pro-

à la recherche de l'objet médicament

hibée, qui est une héroïne-like, à la méthadone-médicament, devenue une héroïne-antagoniste, on peut enregistrer toute une série de modifications qui se sont succédé, non pas pour ajouter des caractéristiques supplémentaires à un noyau rationnel inchangé, mais qui ont transformé de fond en comble le produit initial. Première étape : la méthadone est mise sur le marché sous une forme buvable rendant l'injection impossible. Deuxième étape : des études ont été réalisées[3] pour étudier sa tolérance. Troisième étape : des études ont permis de fixer la fourchette des doses nécessaires par voie orale pour faire disparaître le syndrome du manque. Quatrième étape : des « programmes » ont été ouverts pour le recrutement de patients et l'organisation de la distribution du produit. Chacune de ces étapes est elle-même l'objet d'âpres discussions entre des acteurs différents : la fixation de la fourchette du dosage autorisé ne va pas de soi, mais sera l'objet de controverses permanentes ; de même, la décision de ne pas faire une forme injectable, mais seulement une forme buvable, reste très discutée par les différents partenaires.

A chacune de ces étapes, de nouveaux acteurs ont été mobilisés : des chimistes, des spécialistes de la galénique et de la pharmacocinétique, des toxicologues, des médecins et des statisticiens, des biologistes, des ouvriers dans les ateliers de fabrication, des juristes, des journalistes, des policiers, des hommes politiques et, évidemment, des patients. Tous ces acteurs devaient être ralliés à la nouvelle méthadone : qu'un seul maillon de cette chaîne vienne à se rompre et la transformation de l'héroïne-like en héroïne-antagoniste échouait ou était fortement ralentie. Il a fallu cette extraordinaire diversité d'acteurs pour faire cette transformation incroyable[4].

---

3. Ou, dans le cas français, rassemblées, car, pour l'essentiel, elles ont été réalisées dans d'autres pays.
4. Tellement incroyable, d'ailleurs, que certains continuent à la nier, au nom de la pure chimie. Beaucoup des porte-parole de cette « pure chimie » sont des psychanalystes. Nous y reviendrons dans le dernier chapitre de ce livre.

les deux médecines

Faire un médicament, c'est faire tenir ensemble tous ces éléments disparates, tous ces alliés hétérogènes.

L'exemple de la méthadone est d'autant plus intéressant que la modification subie par le produit est radicale alors qu'elle a lieu très en aval et que le produit semblait déjà bien stabilisé : au niveau de son changement administratif de liste. Il nous montre que le médicament, en tant que pure substance chimique, n'existe donc pas. Les seuls médicaments possibles sont ceux qui se sont transformés tout au long d'un processus : ils n'existent en tant qu'objets palpables qu'à la condition d'être des chimères, monstres fabuleux à tête et poitrail de lion, ventre de chèvre, queue de dragon et qui crachent des flammes ! Les composants de cette chimère sont très nombreux : la législation, le mode d'accès (sur ordonnance ou en vente libre), la manière de le prescrire, le nom commercial, la voie d'absorption, le dosage, la nature chimique de la molécule, etc.

Il ne faudrait pas pour autant tomber dans l'erreur symétrique à celle relevée au début de ce chapitre et considérer que le médicament n'est qu'une pure abstraction sociale : les caractéristiques de la molécule sont aussi des éléments du portrait général. Mais ces caractéristiques chimiques ne sont pas la « vérité » du médicament, car cela impliquerait que le reste est alors réduit à un enrobage habile pour « faire passer la pilule ». Ainsi il suffit de faire varier le dosage pour transformer le médicament d'une chimère en une autre : aux doses de 500 à 1000 mg, l'aspirine est un médicament antipyrétique (il fait baisser la fièvre) et antalgique, d'usage épisodique. Divisez ces doses par deux ou trois et il se transforme en un médicament d'administration quotidienne dans la prévention des accidents vasculaires (infarctus du myocarde ou accident vasculaire cérébral). A fortes doses, certains psychotropes sont des tranquillisants puissants alors qu'ils sont plutôt stimulants à faibles doses. Des produits appartenant à la même famille chimique se trouvent avoir, en fin de parcours, des indications thérapeutiques très différentes.

On connaît aussi des situations, finalement assez banales, où le médicament ne contient plus aucune substance chimique qui fonctionne comme une cause. Le cas le plus connu est celui du médicament homéopathique. Contre lui se dressent les critiques rationalistes des auteurs d'ouvrages du premier comme du second type qui réduisent le médicament à son composé chimique.

On ne peut donc pas opposer les éléments constitutifs du médicament qui appartiendraient à sa « nature » et d'où découleraient de « bons usages » qui iraient de soi, à tous les autres constituants au mieux inutiles et au pis dangereux. Le médicament est une construction dont aucune des étapes ne peut être considérée comme négligeable et éliminée sans dommages.

La pharmacologie rationnelle ne définit pas le médicament moderne

La construction de l'objet médicament, avant sa mise sur le marché, se fait au travers d'une suite d'épreuves que lui font subir ceux qui s'en emparent : il peut s'agir d'expériences de laboratoire purement chimiques, ou d'expérimentations biologiques sur des cultures cellulaires ou sur des animaux. Chaque nouveau groupe d'acteurs fait subir à la substance une épreuve spécifique qui participe de sa construction globale comme médicament. Mais la substance ne se déplace pas tout au long de cette chaîne d'épreuves en restant identique à elle-même. Chaque groupe d'acteurs s'empare d'elle pour la transformer en quelque chose de nouveau allant dans le sens de leurs savoir-faire, de leurs intérêts. L'objet est « chargé » tout au long de ce parcours où il se construit comme médicament. Le médicament moderne n'est donc qu'un cas particulier dans la classe des « objets char-

les deux médecines

gés[5] » à laquelle appartiennent les médicaments de toutes les époques et dans toutes les sociétés humaines.

Si l'on étudie l'origine des objets auxquels nous faisons subir les épreuves qui les transforment en médicaments, la diversité reste considérable et on ne saurait y trouver un élément de distinction entre médicaments traditionnels et médicaments modernes. Ainsi beaucoup des industriels du médicament ont parmi leurs prédécesseurs, en droite ligne, des spécialistes de la culture et de la préparation commerciale des plantes. On estime qu'en Grande-Bretagne et aux États-Unis, 25 % des médicaments actuellement disponibles sont issus de plantes[6]. La plupart des médicaments utilisés pour soigner les cancers sont issus de plantes (comme la vincristine/vinblastine). La découverte des contraceptifs oraux a son origine dans les plantes. Or l'histoire de l'utilisation des plantes en médecine n'a pas d'origine datable. C'est un savoir sans début[7].

Mais nous devons pourtant être méfiants sur cette question : la référence aux plantes doit faire l'objet dans chaque cas d'une étude précise, car elle peut renvoyer à des histoires très différentes. Il n'y a rien de commun entre un extrait végétal utilisé depuis plusieurs générations (par exemple l'intrait de marron d'Inde pour soigner les hémorroïdes) et dont on sait qu'il est efficace sans que l'on en connaisse précisément les principes actifs, un médicament synthétisé chimiquement mais qui était présent dans des plantes utilisées traditionnellement (c'est le cas de l'aspirine qui appartient à la même famille chimique que les salicylés présents dans des décoctions de feuilles de saule déjà utilisées dans l'Antiquité), un médicament antibactérien obtenu par une exploration systé-

---

5. Je fais ici référence aux travaux de l'ethnopsychiatrie. Tobie NATHAN, *L'influence qui guérit*, Odile Jacob, Paris, 1994.
6. « Pharmaceuticals from plants : great potential, few funds », *The Lancet*, n° 8912, p. 1513-1515, 1994.
7. Une grande compagnie pharmaceutique sur deux développerait aujourd'hui ce type de programme. Il est vrai que l'on ne connaît qu'environ 10 % des 250 000 espèces végétales existantes. En l'an 2050, on estime que 60 000 de ces espèces auront disparu à jamais.

matique d'extraits de sols (c'est une source permanente d'invention de nouveaux antibiotiques[8]), une plante utilisée par des thérapeutes dans une société traditionnelle et que l'on rapporte en Occident pour en tester les qualités. On est donc vite obligé de constater que la référence aux plantes recouvre, pour une large part, un vaste fourre-tout largement valorisé pour les raisons les plus diverses.

Cet exemple de la filiation entre les médicaments modernes et les plantes montre que, quelle que, soit la manière dont on souhaite faire le tableau des médicaments, on ne peut pas faire l'économie de leur histoire. On pourrait aller jusqu'à dire qu'il n'y a pas de théorie possible de l'invention des médicaments en dehors de leur histoire. Toutes les tentatives faites pour séparer théorie et récits des inventions entraînent un appauvrissement. L'histoire complexe faite d'hésitations, de surprises, de bifurcations (invention de la cortisone, de la pénicilline, du premier neuroleptique...) est alors occultée au profit de la vision simpliste d'une grande coupure séparant époque préscientifique et époque scientifique. Mais si l'on se résout à passer par l'histoire, par les récits, à suivre le fil qui mène à chacun de nos médicaments[9], on abandonne du même coup la prétention à un savoir constitué *a priori* dont les retombées seraient nos différents médicaments. On est amené, au contraire, à parcourir et à décrire des pratiques disparates, hétérogènes, qui opèrent leur jonction de manière imprévue. Chaque invention fait événement au sens fort du terme, c'est-à-dire qu'elle crée des nouvelles connexions, signale

---

8. C'est devenu une spécialité des Japonais et un travail relativement répétitif et systématique : prélever des échantillons de terre. Alors qu'il ne s'agit pas d'une démarche particulièrement spéculative, elle peut néanmoins déboucher sur des inventions beaucoup plus imprévues et surprenantes. Ainsi, un médicament anti-rejet (pouvant être utilisé lors de greffes d'organe), découvert de cette manière par les chercheurs de la société Fujisawa, était en cours d'étude en 1994 et semblait très prometteur.

9. Un tel travail serait évidemment considérable et nécessiterait de nombreux chercheurs, ainsi que des structures spécialisées, comme un observatoire sur l'invention des médicaments.

les deux médecines

la capacité des acteurs à inventer des rencontres risquées [10].

Jamais un arbre de la connaissance n'a pu être constitué d'où aurait découlé un savoir sans surprises. Au contraire, tout est une histoire de bifurcations, d'observations cliniques judicieuses démultipliant les perspectives. Un vrai labyrinthe toujours en reconstruction apparaît sous nos yeux. Un casse-tête semblant défier toute tentative de globalisation et de rationalisation. C'est de cette richesse que nous héritons. C'est à l'intérieur d'elle que nous nous situons et que les chercheurs travaillent [11]. Cela peut heurter notre idée du progrès, rêvé comme beaucoup plus linéaire, un progrès qu'on aurait souhaité plus distinct de pratiques qui ont l'inconvénient majeur de tellement ressembler à du bricolage et de rendre difficile l'identification d'une hiérarchie des savoirs et des compétences au sein même des scientifiques de différentes spécialités.

Les scientifiques ne cessent de se transmettre les

---

10. Suivons un des cheminements possibles de cette histoire : une plante a d'abord été utilisée, puis on a identifié un principe actif, puis on a fait varier sa structure moléculaire, puis on s'est aperçu que la nouvelle substance agissait sur d'autres troubles, puis la molécule de départ s'est révélé avoir des effets secondaires ouvrant paradoxalement la voie à de nouvelles indications (ainsi de l'aspirine dans certaines maladies cardiovasculaires). De temps à autre, quelque chose fait irruption et vient faire histoire : l'utilisation thérapeutique de substances chimiques jusqu'alors utilisées comme colorants industriels, la nouvelle capacité des chimistes à repérer la nature d'une molécule grâce à un nouvel outil mis au point par des physiciens, la découverte des récepteurs cellulaires permettant de dessiner une nouvelle architecture du corps humain qui ne soit plus uniquement fondée sur les organes, etc. Et une histoire scandée par les « et puis », « et puis », « et puis » peut reprendre. Toujours plus diversifiée, plus compliquée. Cette histoire a un sens pour comprendre les ressorts de l'invention, mais elle reste largement à faire. Certains exemples commencent à être étudiés, comme l'ergot, champignon parasitaire se développant sur le grain de certaines céréales qui était utilisé traditionnellement en Europe pour faciliter les accouchements et qui donnera naissance à de multiples produits aux indications très différentes, des sulfamides au LSD.

11. Cette richesse est celle du rhizome. Le modèle du rhizome s'oppose à celui de l'arborescence. On en doit le concept à Gilles Deleuze et Félix Guattari. Isabelle Stengers le définit ainsi : « Le rhizome implique la connexion entre hétérogènes ; il ne se laisse pas comprendre en relation avec l'Un, image, projet, logique ; il peut être rompu n'importe où, et repartir selon d'autres lignes ; il ne peut être résumé au nom d'un principe génétique, mais seulement cartographié. » (Isabelle STENGERS, *L'Invention des sciences modernes*, op. cit., p. 201 ; Gilles DELEUZE et Félix GUATTARI, *Mille Plateaux*, Éditions de Minuit, Paris, 1980, p. 9-37.)

résultats de leurs études, mais aussi, par là même, un projet de médicament toujours en changement. Ainsi, il n'y a pas de hiérarchie entre travail de laboratoire et expérimentation clinique. L'invention des médicaments n'est jamais un pur travail de laboratoire. Elle est totalement inconcevable sans l'irrigation venue de la pratique médicale la plus large. On ne sait rien de certain sur un médicament avant les premières études cliniques. L'importance de ces études est telle, pour la mise au point d'un médicament, qu'elle a entraîné le plus souvent une organisation autonome dans les grands laboratoires pharmaceutiques. La mise au point des médicaments a été divisée en deux grands domaines. Ce qu'on appelle la recherche proprement dite regroupe toutes les opérations organisées dans le milieu clos du laboratoire (de la chimie de synthèse à l'étude de la manière dont la nouvelle molécule se fixe préférentiellement sur certains récepteurs, en passant par les études sur des animaux vivants).

Mais dans un second temps, l'invention du médicament entre dans la phase dite de développement et ce qui prime alors c'est, avec la mobilisation de cliniciens et de statisticiens, les études sur des volontaires sains, puis des patients. Le laboratoire, en tant que lieu spécifique où l'on ramène les phénomènes de la nature pour les étudier en milieu purifié, débarrassé des artefacts, ne disparaît pas. Les observations, les mesures, les échantillons sont ramenés dans des laboratoires pour y être analysés. Mais le statut de toutes ces opérations change, fondant ce savoir pratique spécifique qui a pris le nom particulier de développement. L'activité expérimentale qui a lieu dans le laboratoire est alors subordonnée aux études à l'échelle réelle.

Celles-ci sont irremplaçables, quelle que soit l'ampleur des travaux réalisés en amont. Elles continueront même après la commercialisation du médicament et se stabiliseront sous la forme de la pharmacovigilance qui vérifie et enregistre tout ce qui vient troubler le bon parcours

les deux médecines

du médicament : effets imprévus, accidents, effets potentialisés par d'autres médicaments coprescrits. Ce type d'étude durera tant que le médicament sera commercialisé.

Cette méthodologie est admise par tous ceux qui participent à l'invention des médicaments. Elle ne va pas sans débats sur le type d'articulation entre recherche et développement qui favorise au mieux la capacité des équipes à inventer du nouveau. Et pourtant le réseau (ou rhizome) dont nous pouvons suivre les développements au cours de chaque expérience concrète d'invention d'un nouveau médicament est aussi un réseau organisationnel. L'inattendu, le fait nouveau, l'invention peuvent surgir de n'importe quel endroit, des études cliniques comme des travaux de laboratoire. C'est toujours autre chose que l'on risque d'avoir inventé.

Tous ceux qui participent à la mise au point des médicaments sont donc confrontés au fait que science et invention technique forment un tout ramifié, mais où il n'existe pas de préséance. Cette situation est très insatisfaisante car elle rend difficile les prévisions, limite les tentatives de planification. Aussi, depuis quelques années, un grand bouleversement est annoncé. La maîtrise de l'innovation technique rendrait le progrès et l'invention planifiables. Il s'agirait de mettre immédiatement en relation une pathologie et une substance chimique, en faisant l'économie des longues chaînes de construction. Se dessinerait un point de visibilité privilégié à partir d'une des spécialités qu'entrecroise la mise au point du médicament.

Cette tentative de réduction, qui définirait le « médicament moderne », a pris le nom de « pharmacologie rationnelle ». L'idée en est la suivante : les nouveaux outils de recherche dont nous disposons transforment depuis quelques années les possibilités d'invention. On peut désormais partir de la physiologie, des mécanismes du vivant mis en évidence par la recherche fondamentale, pour construire dans un second temps des outils pharmacologiques méritant enfin l'adjectif « rationnels ». Le processus d'invention serait radicalement inversé : si jusqu'à présent c'est le plus souvent à partir des molécules créées que nous avons pu identifier des mécanismes physiologiques et développer de nouvelles hypothèses biologiques, désormais, la raison retrouverait ses droits et la biologie serait le point de départ obligatoire. Le *drug design*, c'est-à-dire la conception de molécules sur ordinateur en fonction de la nature du récepteur sur lequel elle doit venir se fixer, viendrait compléter ce nouveau dispositif. On échapperait enfin à un mode d'invention jugé trop erratique. Le réseau-rhizome sans hiérarchie laisserait donc la place à une hiérarchie ordonnée des savoirs. Les modes d'invention des médicaments que nous avons décrits précédemment appartiendraient au passé. La coupure épistémologique serait enfin advenue : elle séparerait les modes d'invention du passé, rebaptisés « au hasard », « par chance », des modes actuels et futurs, planifiés et raccourcis grâce à une nouvelle visibilité [12].

---

12. Un effort considérable a été déployé, au sein des laboratoires de recherche, pour forcer cet événement à advenir. Mais, effet pervers, on a pensé que toutes les autres histoires d'invention manquaient soudainement de noblesse. On s'est efforcé de refaire l'histoire des découvertes les plus récentes afin qu'elles puissent illustrer ce qui est devenu la seule *bonne manière* d'inventer. Ainsi un grand laboratoire pharmaceutique a présenté, dans des documents destinés aux médecins, la manière dont il avait mis au point un de ses derniers produits, une molécule à action anti-ulcéreuse. Or la manière dont il raconte cet événement a évolué dans le temps, pour finalement devenir une illustration de la « pharmacologie rationnelle » hors de laquelle il paraît difficile de prétendre que l'on a inventé un vrai médicament moderne. La première version présentée de l'invention est la suivante : « En 1966, les chercheurs, profitant de leur expérience en anesthésiologie, découvrent qu'un anesthésique local, donné par voie orale, peut réduire la sécrétion acide. Le concept d'une nouvelle molécule anti-ulcéreuse était née. » (Extrait d'une publicité parue dans *Le Quotidien du médecin*.) Quelques années plus tard, cette histoire, surprenante mais pourtant classique, d'un passage (dont nous ne connaissons malheureusement pas les détails) du domaine de l'anesthésie à celui de la gastro-entérologie, est sans doute devenue détestable car elle laisse la place, même si c'est de manière un peu embarrassée, à une nouvelle histoire devenue cohérente avec l'idée d'une pharmacologie rationnelle : « Lorsque le médicament X a été mis à la disposition du corps médical français en 1989, le groupe Y concrétisait ainsi vingt-trois années de recherches consacrées à la physiopathologie de la maladie ulcéreuse et à son traitement. C'est en effet en 1966 que Y développe un programme de recherches sur des molécules possédant une activité antisécrétoire, une haute spécificité gastrique et dénuées d'action sur les récepteurs

les deux médecines

Le concept de « pharmacologie rationnelle » s'est progressivement transformé, sans doute à l'insu de ses premiers inventeurs, en un slogan mobilisateur qui implique de disqualifier l'histoire des inventions. La pharmacologie rationnelle repose sur l'idée d'un droit de la raison à l'invention ordonnée, c'est-à-dire d'une capacité à ne plus seulement « suivre » le développement d'une molécule ou d'une famille de molécules à travers ses bifurcations, mais à les précéder. La voie royale de l'invention aurait été trouvée.

Critiquer le concept de pharmacologie rationnelle, ce n'est pas renoncer, au profit d'un empirisme un peu court, à caractériser ce qui fait la spécificité de l'invention des médicaments modernes. Et ce n'est évidemment pas non plus renoncer aux nouveaux outils mis à la disposition des inventeurs de médicaments par la biologie moléculaire ou par le *drug design* sur ordinateur, pour prendre deux exemples. Les nouvelles technologies de la biologie moléculaire constituent en effet un nouveau moyen de cartographier le corps humain : nous avons à nouveau à faire avec un « corps humoral » qui ne s'identifie ni ne remplace le corps des organes. Les nouvelles technologies permettent ainsi de faire exprimer par des lignées cellulaires des sous-types de récepteurs que l'on retrouve à l'origine de différentes pathologies. On peut ainsi constituer des nouveaux outils de *screening* (de tri) de molécules *in vitro* et espérer mettre au point des médicaments plus sélectifs.

Alors que l'invention de l'animal de laboratoire a permis de « simuler » un certain nombre de pathologies humaines, l'invention de la biologie moléculaire vient encore complexifier le travail de mise au point des médicaments ajoutant une nouvelle spécialité, et un nouvel ensemble de chercheurs. Auparavant, on se contentait de mettre en relation des séries chimiques avec des compor-

---

histaminiques ou cholinergiques » (extrait d'une autre publicité parue dans *Le Quotidien du médecin*).

tements animaux et ceux-ci avec des comportements humains. Un quatrième niveau est désormais créé, formé par les systèmes de récepteurs cellulaires. Ces quatre niveaux glissent les uns sur les autres de manière relativement autonome : ce sont les points de passage entre eux qui définissent la possibilité d'invention d'une nouvelle thérapeutique. Ainsi les technologies de la biologie moléculaire n'ont pas entraîné un « réductionnisme », un chemin plus court et plus facile pour inventer des médicaments, mais, au contraire, une complexité plus grande et plus exigeante. Chaque nouvelle technologie introduit de nouvelles contraintes.

Arborescence ou rhizome ?

La pharmacologie rationnelle comme grande coupure épistémologique, comme instituant un nouveau droit de la raison à définir un point priviligié de visibilité, n'est pas seulement une tentative de définition du médicament moderne et du travail actuel des chercheurs. Ce projet a aussi beaucoup de conséquences sur les processus d'organisation de la recherche, sur la relation entre chercheurs universitaires et chercheurs du privé, entre recherche universitaire et recherche privée. Par bien des aspects, la pharmacologie rationnelle ressemble à une arme de guerre contre les modes d'invention réels.

Un des dangers les plus évidents de l'idée de pharmacologie rationnelle, c'est la disqualification des sciences de terrain. On parlera de hasard ou de chance, pour rendre compte des découvertes qui n'ont pas eu lieu au laboratoire, mais dans des modes d'observation qui ne se mettent par écrit que sous forme de récits. Prenons l'exemple de chercheurs qui ont trouvé un nouveau moyen d'exploiter les ressources d'une nature productrice de nombreuses molécules, la forêt tropicale. Cela implique, pour des chercheurs de spécialités très différentes, de définir des manières de travailler ensemble dans ce

les deux médecines

milieu particulier. Ils expliquent ainsi : « Il y a certains trucs pour reconnaître des espèces intéressantes : par exemple, si un insecte vit là où rien d'autre ne survit, il y a de bonnes chances pour qu'il sécrète un puissant antibiotique. » Il s'agit là d'inventer de nouvelles rencontres, de nouvelles manières de se connecter avec de nouveaux partenaires, de nouveaux tissages entre spécialités. Et entrent, dans la danse de l'invention des médicaments, des botanistes, des spécialistes du sol, des insectes, voire des éthologues. Il s'agit donc de créer de manière proliférante de nouveaux experts dans l'invention des médicaments. Cette manière de travailler, en créant de nouvelles connexions entre des domaines qui pouvaient apparaître totalement hétérogènes, est proprement jubilatoire : elle ne décide pas *a priori* qui a le pouvoir de décider de ce que l'on va inventer.

Tout le monde n'a pas adhéré à l'idée d'une grande rupture inaugurant l'ère de la pharmacologie rationnelle. Un des plus prestigieux chercheurs de l'industrie pharmaceutique, le prix Nobel James Black, père des bêta-bloquants (utilisés entre autre dans l'hypertension artérielle), puis de la cimétidine (un antiulcéreux), a exprimé publiquement ses doutes sur la possibilité de « devancer » l'invention. Selon lui, la chimie constitue une discipline qui permet une certaine linéarité : quand une réaction chimique a été testée, elle peut être écrite et n'importe qui pourra la refaire. Mais la biologie ne fonctionne pas de cette manière : « Vous devez apprendre à vous étonner ; vous vivez dans la surprise. Vous devez être à l'aise dans les variations et l'ambiguïté [13]. »

C'est bien la nécessité de préserver la possibilité de bifurcations, l'éloge de la surprise et de l'étonnement, constitutifs du risque d'avoir inventé « autre chose », qui, au cours de sa carrière, poussera James Black à s'opposer au désir de la firme pharmaceutique pour laquelle il tra-

---

13. Interview *in* Thomas A. BASS, *Reinventing the Future*, Addison Wesley, 1994, p. 49-65.

vaillait de placer le propanolol dans une classe qui se serait appelée « modulateurs cardiaques ». Il estimera plus fructueux de classer cette substance en fonction de ses propriétés analytiques, et cela précisément afin de rendre plus faciles les cheminements à venir des chercheurs, et les nouvelles indications. James Black met ainsi logiquement en garde contre l'idée selon laquelle les nouveaux outils dont nous disposons permettraient l'invention de médicaments sans rapport avec ceux du passé (donc hors rhizome). Il va jusqu'à déclarer : « Je doute que nous soyons capables d'inventer une molécule totalement nouvelle, sans aucun lien avec du déjà-vu. »

On ne peut nier que l'invention des médicaments pose un problème d'organisation considérable aux équipes de recherche constituées sur des savoirs de plus en plus spécialisés et précis : comment accompagner la bifurcation quand sa possibilité se dessine ? On cherche un antidépresseur et on s'aperçoit que la molécule inventée a une action antihypertensive exploitable : comment gérer ce possible tournant ? Quels sont les problèmes de gestion, d'organisation, de compétences, qu'il faut alors résoudre si c'est un antihypertenseur qu'on est susceptible d'inventer et non plus un psychotrope ? La pharmacologie rationnelle présente l'avantage de répondre à l'angoisse créée par ce type de devenir. Elle devient alors la meilleure représentation possible pour des équipes de recherche de plus en plus professionnelles, de plus en plus spécialisées, de plus en plus lourdes et qui sont soumises à des exigences de rentabilité.

Pour contrecarrer cette réponse à l'angoisse, il faut donc apprendre à faire l'éloge d'un autre type de raison, aussi insatisfaisant soit-il pour les pouvoirs en place, puisqu'il revient à assumer *a priori* le caractère non maîtrisable de l'inventivité des équipes de recherche. Ce qu'on perdra en illusion de visibilité, on le gagnera en humour, en chercheurs heureux, et en capacité à gérer les bifurcations, donc à imaginer des thérapeutiques imprévues.

les deux médecines

Cependant, il ne s'agit pas seulement d'angoisse. La question se complique si l'on prend en compte la tension existant entre la nature de l'invention, toujours « rhizomatique » pour reprendre la formule de Gilles Deleuze et Félix Guattari, et le problème de l'organisation des équipes de recherche qui relève d'un autre modèle que l'on appellera « organigrammatique », c'est-à-dire construit sur un mode pyramidal.

On retrouve cette tension entre l'organisation du marché, du monde de l'échange de marchandises et de la circulation des capitaux, d'un côté, et, de l'autre côté, le mode d'organisation hiérarchisé et planifié des entreprises. Au sein de ces dernières, les deux modes d'organisation coexistent en permanence. Pour qu'une collectivité d'humains puisse produire des marchandises ou des connaissances (les inventer, les fabriquer, les commercialiser), il faut qu'elle puisse produire aussi de la subjectivité. La production d'une marchandise s'accompagne toujours d'une production de connaissance [14]. Or, il n'existe pas de production collective de subjectivité sur un autre mode que rhizomatique. Cela comprend par exemple les savoir-faire qui se transmettent d'individu à individu. L'apprentissage des techniques les plus courantes ne se fait pas seulement dans les livres. Elle suppose une transmission de gestes, de la manière de faire certains gestes, et elle sera, à la grande surprise de l'observateur, différente d'un laboratoire à l'autre.

Cette tension au sein de l'organisation de la recherche, entre les modes d'invention et les modes d'organisation, est source de réflexion et de réorganisation permanente (réflexion sur la taille des unités, sur le rapport entre la

---

14. Il y a également production de connaissance à l'autre bout de la chaîne, au niveau des consommateurs. Il est frappant de constater comment la demande de soins évolue en même temps que les nouveautés thérapeutiques. Les responsables du marketing connaissent bien les limites des fameuses « études de marché » préalables au lancement d'un nouveau médicament : les médicaments nouveaux créent la plupart du temps un nouveau marché. Sur ces questions on lira, Arjun APPADURAI, *The Social Life of Things. Commodities in Cultural Perspective*, Cambridge University Press, Cambridge, 1986.

partie de pure recherche et le développement, etc.). La pharmacologie rationnelle, en ce qu'elle prend le contre-pied du fonctionnement rhizomatique de la mise au point des médicaments, trouve sa première raison d'être comme tentative de justification d'un mode d'organisation. On comprend alors qu'en la prenant trop au sérieux on crée des facteurs de stérilité.

Mais une autre raison complique encore la situation. Plus aucun historien de l'invention des médicaments, de l'industrie pharmaceutique ou de la recherche biomédicale en général, ne maintient l'idée d'une séparation entre recherche fondamentale ou académique, d'un côté, et recherche appliquée ou privée, de l'autre. Il est clair que les médicaments inventés depuis cinquante ans ont constitué des outils pour une meilleure connaissance des mécanismes biologiques. Et beaucoup de nos hypothèses biologiques sont dépendantes de l'action de médicaments. L'invention et la mise au point des médicaments pourraient même bien avoir joué le rôle d'une infrastructure déterminante. Cette idée, devenue presque banale, a pourtant été repoussée par de nombreux biologistes universitaires [15].

Jusqu'à une date récente, les chercheurs universitaires avaient pour objectif de publier et c'est à la qualité (jugée par le niveau des revues acceptant leur contribution, classées en fonction de la sévérité de leur comité de lecture) et au volume de leurs publications qu'ils étaient jugés. Les chercheurs de l'industrie étaient quant à eux souvent interdits de publication afin que ne soit pas divulguées trop tôt des connaissances exploitables par la concurrence et que soit préservée la possibilité de déposer des brevets. Ils étaient jugés à leur capacité à contribuer au dépôt de brevets par leur entreprise. Mais cette distinction n'existe plus vraiment. Il y a de moins en

---

15. Voir la manière dont Jean-Pierre CHANGEUX fait l'histoire des neurosciences, sans parler de l'invention des psychotropes, dans *L'Homme neuronal*, Fayard, Paris, 1983.

les deux médecines

moins de différences entre chercheurs du privé et des grandes institutions publiques (comme l'INSERM ou le CNRS) du point de vue des travaux de recherche.

La pharmacologie rationnelle pourrait être la tentative des chercheurs universitaires de redonner un statut épistémologique privilégié à la recherche fondamentale, c'est-à-dire à leur « profession » au sens sociologique du terme. Les sociologues ont donné une série de caractéristiques des processus de professionalisation qui correspondent assez bien à la manière dont s'est constitué en France le corps des chercheurs universitaires. Ainsi en est-il de la possession d'un ensemble de connaissances ésotériques, indispensables à l'exercice de leur fonction, du monopole garanti par le diplôme, de l'autonomie (contrôle et auto-administration de la profession) et enfin du service d'un idéal, c'est-à-dire la définition d'un ensemble de règles éthiques qui placent l'intérêt public avant les intérêts privés. Ainsi définie, la « profession » s'oppose à toute « occupation commerciale » et définit assez bien le chercheur classique du CNRS ou de l'INSERM par rapport au chercheur du privé. Elle retrouverait ses lettres de noblesse si la pharmacologie rationnelle rétablissait la hiérarchie entre savoir scientifique désintéressé et application utile.

Le médicament moderne

La pharmacologie rationnelle ne saurait donc constituer un critère décisif permettant de définir le médicament moderne dans sa relation avec les autres outils thérapeutiques inventés précédemment. Elle répond à d'autres préoccupations. Et pourtant cet échec dans la définition du médicament « vraiment moderne » ne doit pas nous faire abandonner l'idée de repérer dans les pratiques actuelles un certain nombre de singularités distinguant la manière dont les médicaments sont aujourd'hui mis au point.

Relevons d'abord que, jusqu'à la Seconde Guerre mondiale, la plupart des médicaments disponibles étaient des mixtes, mis au point sans l'implication de l'industrie chimique. L'entrée des chimistes dans le rhizome de l'invention des médicaments a produit une dénivellation considérable : les mixtes ont progressivement laissé la place à des médicaments constitués d'une seule molécule. A son tour, cette caractéristique a permis de fonder une nouvelle manière de travailler pour les biologistes. Les molécules devenaient ce qu'on a appelé des « scalpels chimiques », ce que des médicaments multimoléculaires ne pouvaient être. Ainsi la tradition thérapeutique qui utilise les minéraux, celle qui travaille par extraction et se rattache à Paracelse et aux alchimistes, a triomphé face à la tradition galéniste qui utilise les plantes et travaille sur des mixtes. C'est une des grandes caractéristiques des médicaments modernes qui renvoie à la nature du rhizome et à la place que les chimistes et les biologistes y occupent.

Mais les nouveaux outils techniques dont bénéficient désormais les inventeurs de médicaments ne viennent pas simplifier la tâche des planificateurs. Au contraire, pourrait-on dire. Ainsi la biologie moléculaire qui permet de repérer des récepteurs cellulaires, de les cloner, de les faire s'exprimer, de les différencier, entraîne, on l'a dit, une prolifération de nouvelles hypothèses sur les pathologies et démultiplie les pistes pour la mise au point de nouveaux médicaments. La biologie moléculaire a eu comme résultat visible de briser la vieille architecture du corps en organes. Ainsi est né le corps sans organe des biologistes. Corrélativement, les outils de *screening*, c'est-à-dire de tri entre molécules pour repérer leur éventuelle activité, se différencient de plus en plus alors que le stock de molécules imaginables est quasi infini. Les chercheurs ne sont plus spécialistes d'un organe, d'un type de pathologie, mais bien plutôt d'un récepteur ou d'une série chimique.

Nous ne sommes donc pas confrontés à un processus

de réduction et de simplification, mais à une prolifération toujours plus ramifiée de nouveaux savoirs, de nouveaux spécialistes et de nouveaux outils techniques. Le rhizome a tendance à grandir et non pas à s'ordonner. Le problème pour chaque équipe est de plus en plus un problème de choix en fonction des moyens disponibles, dans des situations très difficiles à planifier. La nature rhizomatique de l'invention implique qu'il n'y a pas de lieu privilégié d'où peut surgir la nouveauté. Le rhizome ne fonctionne pas au pouvoir, mais à sa capacité à connecter entre eux et à transformer des éléments jusque-là hétérogènes, c'est-à-dire à faire événement.

Mais la vraie question à laquelle il faut maintenant répondre est : qu'est-ce qui fait « tenir » le rhizome de l'invention des médicaments alors qu'il est constitué d'éléments aussi disparates ? Comment cette intégration des chimistes, des biologistes avec toutes les autres professions indispensables à la mise au point d'un médicament n'a-t-il pas entraîné sa dissolution ? Question importante, car il nous paraît évident que le rhizome « tient » pour des raisons sérieuses du point de vue des chercheurs, c'est-à-dire pas seulement pour des raisons commerciales, industrielles, voire idéologiques. Dire que le rhizome « tient », indépendamment de ce type de contrainte, c'est reconnaître qu'il a su produire des faits et des objets dont le statut ne renvoie pas seulement à l'accord de ceux qui participent à son fonctionnement. Les médicaments que nous avons inventés soignent réellement une série de maladies. La médecine occidentale qui accompagne ces inventions a su produire de nouveaux outils thérapeutiques efficaces. Elle a fait preuve d'une réelle inventivité. Elle s'est donc organisée autour d'un dispositif qui lui a permis d'être ce que nous caractérisons en Occident comme scientifique, c'est-à-dire renvoyant à autre chose qu'à de simples intérêts de circonstance, commerciaux par exemple.

Tous ceux qui travaillent à la mise au point des médicaments reconnaissent l'existence d'une épreuve utilisée et perfectionnée de manière systématique depuis la Seconde Guerre mondiale. Tout ce qui passe dans le rhizome est confronté à un moment donné à cette épreuve. Les inventeurs de médicaments ont créé un dispositif qui donne à la nature la possibilité de démentir les hypothèses faites : il s'agit des études cliniques contre placebo [16].

C'est ce dispositif technique, qui ne relève pas des purs dispositifs de laboratoire (ce que les spécialistes caractérisent comme la recherche proprement dite) mais de la clinique, qui définit pourtant le centre de gravité du médicament moderne et qui vient démentir toutes les tentatives de réduction. Comment est-il construit ? On divise un ensemble de patients en deux groupes : le premier reçoit le médicament-candidat, le second un placebo c'est-à-dire un médicament neutre sans substance chimique biologiquement active. Et on compare les résultats obtenus dans les deux groupes, en construisant des échelles composées, lorsque c'est possible, d'indices biologiques, ou, en général à partir de l'évaluation de différents symptômes qui rendent compte de la maladie à soigner. La différence des résultats devra être statistiquement significative. Progressivement, les exigences techniques ont augmenté. Le placebo doit avoir exactement la même apparence que le médicament-candidat. Les patients doivent ignorer dans quel groupe ils sont. Les médecins doivent l'ignorer également (l'étude est alors dite en « double aveugle »). Enfin, les patients des deux groupes doivent avoir des caractéristiques semblables (être appariés). *Il n'y a pas de médicament moderne, quelle que soit son origine, qui ne doive s'affronter à ce risque : celui de voir son effet démenti par le placebo.*

---

16. L'industrie pharmaceutique française a pris beaucoup de retard dans l'adoption de ce type d'études car nombre de médicaments commercialisés risquaient de ne pas franchir l'épreuve. Par ailleurs, elles impliquent des moyens financiers très importants dont ne disposaient souvent pas les petites firmes françaises. Il en est resté un état d'esprit oppositionnel aux études cliniques venues des pays anglo-saxons.

les deux médecines

J'emprunte ce concept de risque à Isabelle Stengers[17] car il a l'avantage de nous permettre de repérer la manière dont se constitue un champ particulier de connaissances dans sa singularité propre. Le concept de risque appliqué aux sciences modernes nous apprend à renoncer à l'idée qu'il y aurait des raccourcis possibles, des économies dans la manière de constituer un champ de connaissance. Ce concept permet d'épouser les préoccupations de l'anthropologie des sciences, en rupture avec une épistémologie normative (trouver des critères généraux de démarcation entre science et non-science), mais en même temps il permet de ne pas renoncer à définir, dans chaque cas précis, ce qui caractérise une communauté de chercheurs qui travaillent ensemble. Le risque s'oppose ainsi à la fois au « mime » (introduire dans un champ de connaissance des exigences méthodologiques nées ailleurs et valables ailleurs), au « droit de la raison » (qui généralise notre droit à savoir indépendamment des spécificités de ce sur quoi nous essayons de savoir, et qui a le plus souvent pour conséquence de généraliser le modèle expérimental de laboratoire aux dépens des sciences de terrain). Il semble bien que les inventeurs des médicaments modernes ont su créer un type de risque spécifique. Le médicament moderne nous ramène toujours à l'effet placebo.

Mais nous avons vu aussi, avec l'exemple de la méthadone et de l'héroïne, que le médicament ne se réduit pas à une substance chimique, mais est le résultat de sa « vie sociale d'objet » qui en complique considérablement l'analyse. Si cette première description est bonne, cela devrait être repérable dans les études clés que sont les études contre placebo. Elles devraient alors nous réserver quelques surprises.

---

17. Isabelle STENGERS, *L'Invention des sciences modernes, op. cit.*

2

Les déceptions de l'effet placebo

C'est au XVIIIe siècle que les ancêtres du dispositif de ce que nous appelons aujourd'hui étude contrôlée (en double aveugle), ont été imaginés et mis au point dans des circonstances parallèles, à chaque fois différentes[1]. La première étude est peut-être celle de James Lind (1716-1794) sur le scorbut, puis celle de Haygard (1740-1827) contre les « tracteurs de Perkins », baguettes de métal avec lesquelles on touchait les patients atteints de diverses maladies. « Pour évaluer la valeur thérapeutique réelle de ces baguettes magiques, Haygard traita cinq patients, à leur insu, non par les vraies baguettes métalliques, mais par une imitation en bois. Quatre des cinq malades allèrent beaucoup mieux. Le lendemain, il utilisa les vraies baguettes métalliques et obtint des résultats identiques[2]. »

---

1. Jean-Jacques AULAS, *Les Médecines douces, des illusions qui guérissent*, Odile Jacob, Paris, 1993. Bernard LACHAUX et Patrick LEMOINE, *Placebo, un médicament qui cherche la vérité*, MEDSI/McGraw-Hill, Paris, 1988.
2. Jean-Jacques AULAS, *Les Médecines douces, des illusions qui guérissent*, op. cit., p. 85.

Mais l'épisode le plus connu et le plus symbolique reste celui du baquet de Mesmer : en 1785, Benjamin Franklin et plusieurs savants font partie d'une commission[3] qui, pour juger de la réalité du « fluide » au cœur du magnétisme animal mesmérien, met au point un stratagème de ce type (nous reviendrons sur le mesmérisme dans le prochain chapitre). Le travail de cette commission est tout à fait exemplaire en ce sens qu'il a pour objectif de disqualifier une des techniques en marge de la médecine officielle mais qui remportait un immense succès et qui se voulait dans la tradition scientifique de l'époque.

Du placebo à l'effet placebo

On peut ainsi trouver des « ancêtres expérimentateurs » aux médecins réalisant des études modernes contre placebo. Mais cela ne doit pas nous faire assimiler simplement cette préhistoire avec ce qui a été inventé dans les années cinquante. Si leurs dispositifs techniques sont peut-être dans cet héritage, les études modernes n'ont pas comme point de départ la même opération de disqualification. Elles visent, au contraire, à démontrer l'efficacité des médicaments inventés. Elles sont donc conçues positivement : démontrer qu'on n'enregistre pas seulement des guérisons spontanées.

L'effet placebo doit donc être analysé comme « une construction » accompagnant l'invention des médicaments, et non pas comme une réalité existant intemporellement et qui serait seulement révélée à cette occasion. Cette construction accompagne un dispositif précis composé de trois éléments principaux : deux groupes de patients semblables, deux produits à l'apparence sembla-

---

3. Il y aura en fait deux commissions. Voir Léon CHERTOK et Isabelle STENGERS, *Le Cœur et la Raison, l'hypnose en question de Lavoisier à Lacan*, Payot, Paris, 1989.

les déceptions de l'effet placebo

ble pour le médecin comme pour le patient, une grille d'items permettant de mesurer des évolutions. Cet appareillage est construit avec l'objectif d'éliminer tous les artefacts possibles.

Or, là où le dispositif expérimental était destiné à éliminer un artefact (les guérisons spontanées), il a bien fallu constater qu'un autre artefact, légèrement différent et particulièrement redoutable, faisait systématiquement son apparition : un taux de guérisons inattendu avec le placebo. Le placebo ne témoigne donc pas seulement des guérisons spontanées, mais il élève systématiquement le niveau de guérisons spontanées au-delà de ce qui est habituellement constatable en dehors de cette expérience. Il fait apparaître du nouveau. C'est donc l'expérience qui crée l'effet placebo. Elle ne se contente pas de révéler quelque chose de préexistant. C'est une situation tout à fait étrange et dont les responsables des études cliniques au sein de l'industrie pharmaceutique témoignent : il leur semble que le taux de guérison (ou d'amélioration) obtenu avec le placebo au cours de ce type d'études est toujours beaucoup plus élevé que dans toutes les autres situations cliniques habituelles. On va donc être amené à parler d'un « effet placebo » pour rendre compte de cet étrange artefact que le dispositif expérimental inventé crée, dans le même mouvement qu'il permet aussi de le mesurer, sans pour autant donner le pouvoir à l'expérimentateur de le distinguer du taux de guérisons spontanées.

L'effet placebo doit donc être analysé prudemment, en dehors de toute généralisation trop hâtive, comme un effet « spécifique », né dans le cours des épreuves subies par les médicaments modernes. Il faut commencer par en faire une phénoménologie. Une telle étude est malheureusement limitée par le fait que très peu de « méta-études » ont été réalisées pour regrouper et analyser toutes les expérimentations dans lesquelles on a utilisé un placebo face à un médicament supposé actif (alors qu'il doit exister des dizaines de milliers d'études de ce type). Nous

les deux médecines

disposons néanmoins d'études partielles bien analysées par des chercheurs américains qui se sont posé le problème d'« utiliser » l'effet placebo et ont été confrontés à tous les problèmes éthiques qui découleraient d'une telle utilisation [4].

La première idée qui vient à l'esprit au sujet de l'effet placebo, c'est qu'il permet sans doute de guérir d'autant mieux que la pathologie est moins organique, plus « psychosomatique », c'est-à-dire ayant son origine « dans la tête du patient ». Si on se réfère au corpus, aujourd'hui considérable, des études [5] où un des groupes de patients reçoit un placebo, on s'aperçoit que cette distinction ne va pas de soi. On constate l'existence d'un effet placebo dans des pathologies aussi diverses que l'hypertension artérielle, la migraine, l'angor, le diabète et même le cancer, sans parler du cas bien connu de la douleur.

L'utilisation de l'effet placebo pour distinguer entre des pathologies « répondantes » et des pathologies « non répondantes » a toujours été un échec [6]. Cette tentative n'avait pourtant rien d'absurde. Elle départagerait ce que nous appelons, d'un côté, maladies psychosomatiques et, de l'autre, maladies strictement organiques, même si nous savons que cette frontière est mouvante : hier classé dans les maladies psychosomatiques, l'ulcère de l'estomac a désormais rejoint le second groupe. Ce type de distinction entre maladies semble, en dehors de nos sociétés occidentales modernes, assez répandu. Ainsi, Gassner, prêtre exorciste du XVIIIe siècle dont on reparlera dans le prochain chapitre, distinguait deux sortes de maladies selon qu'elles étaient « naturelles » ou « surnaturelles ». Plus récemment, Philippe Descola a rapporté une division semblable à l'œuvre chez les Indiens Achuars : entre

---

4. Voir par exemple Sissela BOK, « The Ethics of giving placebos », *Scientific American*, n° 231, 5, p. 17-23, 1974 ; Howard BRODY, « The Lie that heals : the ethics of giving placebos », *Ann. Intern. med.*, n° 97, p. 112-118, 1982.
5. Nous ne ferons appel ici qu'à des études incontestables, publiées dans de grandes revues médicales, connues pour leur niveau d'exigence.
6. Sur ce point, lire : Howard BRODY, « The Lie that heals : the ethics of giving placebos », *loc. cit.*

« les *tunchi* provoqués et soignés par les chamanes, et les *sunkur*, c'est-à-dire tout le reste[7] ». On retrouve des distinctions construites de manière semblable dans presque toutes les médecines traditionnelles ou dans les pratiques des guérisseurs. L'effet placebo n'a pas réussi à nous rendre ce service. Il n'est pas spécifique, et est toujours susceptible soit de nous surprendre, soit de nous décevoir.

Il n'est pas interdit de penser que l'effet placebo puisse se manifester quelle que soit la pathologie, et pas seulement en provoquant une amélioration provisoire, même si une fois atteint un certain degré de gravité, ce que l'on préfère alors appeler une « guérison inexpliquée » devient de plus en plus improbable. Comment comprendre par exemple que certains malades, pour lesquels un pronostic mortel a été fait, restent dans un état stationnaire pendant des années ? Stabilisation inexpliquée, dirons-nous. Nous avons l'habitude de classer dans des catégories différentes les guérisons ou rémissions observées qui ne s'expliquent pas par l'intervention de la médecine classique. Le choix que nous faisons entre « guérison spontanée », « guérison inexpliquée », « rémission » (certains pourront parler de « guérison miraculeuse ») ou de « guérison par effet placebo », renvoie uniquement au type de jugement que nous portons sur cette manière de guérir et ce sur quoi nous acceptons d'être perplexes. Nous sommes prêts à assumer notre perplexité sur l'incomplétude de notre savoir concernant la nature d'une maladie et la difficulté de faire un pronostic. Cela renvoie à un savoir « en devenir ». Nous aimons moins avouer notre perplexité sur les processus bizarres de guérison.

La tentative la plus systématique de développer une autre conception de l'effet placebo a été celle de l'Américain Howard Spiro[8]. Son raisonnement consiste à défi-

---

[7]. En fait le classement des maladies chez les Achuars, tel qu'il est décrit par Philippe Descola, est beaucoup plus subtil (Philippe DESCOLA, *Les Lances du crépuscule*, *op. cit.*).
[8]. Howard M. SPIRO, *Doctors, Patients and Placebo*, Yale University Press, New Haven et Londres, 1986.

nir *a priori* ce qu'il faut entendre par effet placebo : l'ensemble des drogues inactives et connues en tant que telles par le thérapeute. Cela a l'avantage d'exclure l'ensemble des médecines traditionnelles du champ de son analyse. Mais il est rapidement amené à donner d'autres définitions restrictives qui ne sont pas seulement un point de départ phénoménologique, mais constituent un *a priori* théorique lourd de conséquences. Ainsi distingue-t-il *illness* et *disease*. Nous traduisons habituellement ces deux mots par le français « maladie ». Mais *disease* renvoie à la maladie au sens biologique du terme alors qu'*illness* renvoie plutôt à la composante individuelle et subjective de la maladie (plaintes du patient). Le placebo n'agirait que sur l'*illness*, laissant intact le *disease*. Comme la pratique thérapeutique dément cette distinction, Howard Spiro est obligé d'établir une autre distinction entre « rémissions » ou « guérisons spontanées » (qui peuvent concerner les *diseases*) et « guérisons par placebo » dont le champ devient donc très limité, *a priori*.

Ce type de distinctions ne s'appuie sur aucun critère acceptable. On sait que l'effet placebo est aussi un effet détectable sur le plan biologique (cela a été mis en évidence dans la douleur avec des modifications des taux de catécholamines). Il n'agit donc pas seulement sur les fluides immatériels de la pensée. Enfin, avec de telles distinctions, que faire de la plupart des troubles psychiatriques ? Sont-ils des *illness* ou des *diseases* ? Et où classer un trouble comme l'ulcère de l'estomac, repérable biologiquement, mais dont les déterminants psychiques sont bien connus, et qui peut être guéri de multiples manières (on continue à utiliser des psychotropes pour soigner les ulcères dans un pays comme le Japon) ?

François Dagognet a critiqué, sous le nom de substantialisme[9], les conceptions semblables à celles de Howard Spiro. Il y a une inséparabilité entre la maladie au sens

---

9. François DAGOGNET, *La Raison et les Remèdes*, *op. cit.*, p. 38.

biologique et au sens psychosomatique. On retrouve d'ailleurs cette inséparabilité si on veut analyser ce qui agit au moment de la prise d'un vrai médicament. L'effet placebo ne disparaît pas, mais vient se combiner avec l'action chimique proprement dite, il relance en permanence, à cause de son efficacité même, l'effet placebo qui lui est lié. Ainsi François Dagognet écrit : « Lorsqu'un comprimé ou un soluté apaise une douleur, efface des maladies, libère et rend des forces physiques, *ipso facto*, il participe à son propre agrandissement d'action [...]. Plus vite le médicament agit, mieux il réussit. Il accélère sa propre dynamique et il est impossible d'expulser ce paramètre, si gênant pour la pharmacologie qui doit s'y résigner. »

En fait, aucun critère objectif, c'est-à-dire renvoyant au type de pathologie, n'a pu être établi qui nous donnerait le pouvoir de distinguer entre différents types de guérisons « inexpliquées ». C'est pourquoi je propose de commencer, prudemment, en gardant le terme d'effet placebo pour décrire les guérisons ou améliorations survenues au cours de l'étude des médicaments. C'est seulement une fois cette analyse faite que nous envisagerons une possible extension.

La première déception que nous venons de rencontrer devrait être compensée par l'établissement de fermes convictions. Ainsi il peut sembler utile de faire l'analyse des taux de réussite dans un certain nombre de pathologies où nous disposons de nombreuses études. C'est le cas dans l'ulcère duodénal. Or, selon les études, les résultats varient de manière extraordinaire[10] : 20 % de guérisons obtenus dans le groupe placebo dans une étude réalisée à Londres, 70 % en Suisse dans une étude réalisée à la même époque, avec le même produit actif en comparaison. Aux États-Unis, les résultats varient de 50 % à 60 %. On pouvait expliquer ces différences par

---

10. Ces résultats sont présentés par Howard SPIRO, *Doctors, Patients and Placebos*, *op. cit.*, p. 17.

des variations de méthodologies entre ces différentes études. Nous avons la chance de disposer d'une autre étude qui a été menée simultanément dans deux hôpitaux anglais, à Dundee et Londres, selon le même protocole. A Dundee, 73 % des personnes ayant reçu un placebo ont guéri contre seulement 44 % à Londres. « Les raisons de ces différences entre les taux de guérison dans les deux centres n'ont pas été éclaircies par les expérimentateurs », a conclu Howard Spiro. Cette étude a été renouvelée aux États-Unis sans éclaircir le problème : 45 % de guérisons dans un lieu et 25 % dans l'autre.

Les expérimentateurs connaissent bien ce phénomène et c'est pour cette raison que de nombreuses études sont aujourd'hui menées de manière dite « multicentrique », c'est-à-dire simultanément dans plusieurs villes (et différents pays si possible), afin de lisser ce type de différences. Mais cela ne l'explique pas. Notre deuxième espérance est donc déçue.

La troisième tentative faite pour comprendre l'effet placebo a consisté à tenter de déterminer les caractéristiques des personnes qui sont répondeurs. Il s'agissait de trouver un profil qui pourrait être fait de traits de personnalité, ou renvoyer à un statut culturel ou social. On pouvait imaginer que ce type de patients serait plutôt « hypocondriaque, anxieux, peu cultivé, religieux, dépendant, etc.[11] ». Aucun résultat significatif n'a pu être obtenu. Des personnes peuvent être « répondeurs » dans une pathologie et pas dans une autre, dans une étude et pas dans l'autre... Un autre critère choisi a été la « sugges-

---

11. On aimerait bien pouvoir caractériser ainsi les patients répondeurs. Curieusement, on ne s'est pas penché sur le fait que les médecines dites parallèles recrutent de manière privilégiée dans les populations favorisées, « les cadres supérieurs et les professions libérales, puis les classes moyennes et les employés, alors que les ouvriers et plus encore les agriculteurs font eux toujours largement confiance à la médecine officielle » (François LAPLANTINE et Paul-Louis RABEYRON, *Les Médecines parallèles*, PUF, coll. « Que sais-je ? », Paris, 1987). Cette analyse est confirmée par Jean-Charles Sournia : « Autant que les paysans, les ingénieurs en électronique et les polytechniciens fréquentent charlatans et rebouteux, penduleurs, scrutateurs d'iris, peseurs de cheveux... » (Jean-Charles SOURNIA, *Mythologie de la médecine moderne*, Paris 1969).

tibilité », mais il apparaît très difficile de mesurer ce trait de personnalité (si c'en est un). A. K. Shapiro[12], qui a mené plusieurs de ces études, en a conclu que la réaction à l'effet placebo était « inconstante et non mesurable », qu'une « personnalité répondeuse » reconnaissable et fiable n'existait pas.

Ces études n'ont pas été seulement menées de manière classique sur des patients. Le thème du placebo a mobilisé des équipes de psychologues et des études sur la suggestibilité ont été menées en laboratoire avec des volontaires, dans le cadre d'études classiques de psychologie expérimentale Voici la conclusion du chercheur M. Jospe[13] qui en a fait une étude synthétique : « Ce type de recherche, et en fait de toute recherche sur l'effet placebo, ne devrait pas être mené sur des non-patients. Les expériences de laboratoire n'ont rien à voir avec les situations cliniques... Un expérimentateur n'est pas un thérapeute, un sujet sain n'est pas un patient et un laboratoire n'est pas une clinique. » Un nouveau type d'espoir a donc été déçu : non seulement on a échoué à isoler le profil type du patient sensible à l'effet placebo, mais les expériences tentées par la psychologie expérimentale ne réussissent pas à reproduire de manière fiable l'effet constaté en clinique[14].

Mais s'il n'y a pas de patients hypochondriaques et dépendants repérables, au moins y a-t-il des patients crédules. La crédulité a toujours été ce à quoi on a renvoyé le succès des médecines populaires[15]. C'est cette capacité des patients à croire qui fait que « ça marche ». Pour que

---

12. A.K. SHAPIRO, « The placebo response », *in* J.E. HOWELLS (ed.) *Modern Perspectives in World Psychiatry*, vol. 2, Oliver and Boyd, Édimbourg, 1971.
13. M. JOSPE, *The Placebo Effect*, D.C. Heath, Lexington, MA, 1978.
14. On s'est trouvé là face à la même difficulté que celle rencontrée par les chercheurs pour étudier l'hypnose (lire Léon CHERTOK et Isabelle STENGERS, *Le Cœur et la Raison, l'hypnose en question de Lavoisier à Lacan, op. cit.*).
15. Cela ressortait déjà d'une enquête sur laquelle nous allons revenir, et réalisée en 1790, comme « la cause fondamentale » du succès du charlatanisme. Il faut donc « instruire » les gens pour les éclairer. On comprend peut-être mieux comment la volonté de rupture avec la médecine populaire naît avec le triomphe des idées des Lumières.

l'effet placebo existe, le patient doit être trompé : cette idée fait largement consensus.

Une étude très intéressante a été publiée en 1965 par les Américains Lee Park et Lino Covi[16]. Il s'agit à ma connaissance de la seule étude qui s'est donnée pour objectif de mesurer l'effet de la « tromperie » : les patients savent qu'ils reçoivent un placebo. Il s'agissait d'un groupe de quinze patients atteints de troubles névrotiques graves à base d'anxiété (pouvant, par exemple, les amener à des tentatives de suicide) et admis à la consultation d'une clinique psychiatrique. Le traitement par un placebo a duré une semaine avant évaluation. Des précautions méthodologiques très importantes ont été prises (double interview, enregistrement des entretiens, second psychiatre derrière un écran, etc.). A la fin de la première consultation, le psychiatre expliquait au patient : « Nous avons discuté de vos problèmes et de votre situation, et nous avons décidé d'approfondir votre cas avant de prendre une décision à la fin de la semaine prochaine. Néanmoins, nous avons une semaine devant nous, et nous voudrions faire quelque chose pour commencer à vous soulager. Il existe différentes sortes de tranquillisants et autres médicaments qui ont été prescrits dans des cas semblables au vôtre, et beaucoup se sont révélés efficaces. De nombreuses personnes dans votre cas ont été également aidées par ce qu'on pourrait appeler des « comprimés à base de sucre[17] », et nous avons l'impression que ce type de comprimés pourrait également vous aider. Est-ce que vous savez ce qu'est un comprimé à base de sucre ? C'est un comprimé dans lequel il n'y a rien, médicalement parlant. Mais je pense que cela peut vous aider comme cela en a aidé beaucoup. Etes-vous

---

[16]. Lee PARK et Lino COVI, « Nonblind placebo trial : An exploration of neurotic outpatients' responses to placebo when its inert content is disclosed », *Arch. Gen. Psychiatr.*, n° 12, p. 336-45, 1965.
[17]. La formule en anglais, *sugar pills*, est une expression courante renvoyant à un médicament sans substance active. « Comprimé à base de sucre » n'évoque pas la même chose. Peut-être placebo serait-il une meilleure traduction en français.

d'accord pour essayer ? » Le placebo était prescrit trois fois par jour et tous les autres médicaments éliminés. L'évolution de la pathologie était évaluée avec différents outils.

Un seul patient est sorti de l'étude avant sa conclusion, ce qui est un phénomène habituel. Une seule patiente a vu son état s'aggraver pendant la semaine : elle a appris le décès de son conjoint pendant cette période. Quant aux treize autres, ils ont été très nettement améliorés : diminution de 41 % de l'intensité des différents symptômes par exemple.

On pouvait tout à fait penser que le succès du placebo était dû au fait que les patients ont imaginé avoir été trompés par les expérimentateurs. On leur aurait dissimulé le fait que les comprimés contenaient réellement une substance active sur leurs troubles. Dans ce cas, l'effet placebo aurait marché, parce que les patients « y croyaient malgré tout », subvertissant les préoccupations méthodologiques de ses initiateurs. On a tenu compte de ce biais possible en demandant aux patients s'ils pensaient avoir été trompés par le prescripteur. Or, au cours de cet interrogatoire final, aucune différence en termes d'efficacité n'a été constatée entre les huit patients d'accord avec le fait qu'ils avaient bien pris un placebo et les six pensant qu'une substance active avait été ajoutée, à leur insu, aux comprimés.

Cette étude semble donc bien montrer que l'effet placebo apparaît même quand les patients savent qu'ils reçoivent un placebo. Elle n'a malheureusement pas été suivie d'autres études employant la même méthodologie. Ses résultats constituent pourtant une nouvelle déception de taille : elle remet en cause notre conception de la vérité et sa place dans le processus thérapeutique.

Il restait à tester l'autre croyance : celle du thérapeute. Faut-il que le thérapeute croie à l'effet placebo pour que celui-ci se manifeste ? On sait que les études ont lieu en « double aveugle ». Les méthodologistes tiennent à ce que le médecin ignore lesquels de ses patients absorbent le médicament et lesquels reçoivent un placebo. Le traitement que reçoit chaque patient est codé. Et ce code n'est brisé qu'une fois l'étude terminée. Le méthodologiste craint ici que, même sans volonté de tromper, donc inconsciemment, le thérapeute favorise le médicament candidat au moment où il cote l'évolution des symptômes. On considère pourtant généralement que ce problème est moins important, comme en témoignent les débats sur la possibilité pour le médecin de prescrire, en toute conscience, un placebo à un patient.

Une étude [18] (la seule à notre connaissance) sur la douleur après une extraction dentaire a été réalisée aux États-Unis avec cet objectif précis de tester l'effet de la croyance du médecin. Soixante patients ont été répartis en deux groupes. Dans le premier, aucun patient ne recevait un analgésique : les patients étaient répartis en deux sous-groupes recevant l'un le placebo, l'autre de la naloxone, qui est un produit qui s'oppose aux effets des analgésiques. Le second groupe était également divisé en deux sous-groupes : le premier recevait un analgésique puissant, la fentanyl, le second recevait un placebo. Les deux sous-groupes placebo ne se différenciaient que par le fait que le clinicien savait que l'analgésique ne pouvait avoir été pris que dans le second groupe. Les patients devaient coter eux-même leurs sensations sur une échelle dont la valeur n'est pas contestée (il s'agit du « McGill Pain Questionnaire »). Les résultats ont été très significatifs. Une heure après l'administration des produits, la douleur ressentie était intense dans le groupe connu par le clinicien comme n'ayant pas pu recevoir d'antalgique, c'est-à-dire le premier sous-groupe placebo, et quasi inexistante dans le groupe qui aurait pu recevoir l'antalgique (mais ne l'avait pas reçu), c'est-à-dire le second sous-groupe placebo. Les auteurs évoquent dans leur conclusion les « comportements subtils » des médecins

---

18. Richard GRACELY, Ronald DUBNER, William DEETER et Patricia WOLSKEE, « Clinician's expectations influence placebo analgesia », *The Lancet*, n° 1, p. 43, 1985.

qui, sans pouvoir être repérés, modifient sans doute la réponse des patients.

Il y a beaucoup d'autres idées reçues qui devraient être remises en cause par une étude sérieuse de ce que nous avons appelé effet placebo. Ainsi on a l'habitude de considérer comme évident « l'épuisement de l'effet placebo ». Cela pourrait n'être qu'un témoignage de notre peu de connaissance des techniques d'influence, car l'on sait que les hypnotiseurs (qui font partie des dépositaires du savoir sur l'influence dans la tradition occidentale) décrivent l'inverse : plus un patient est hypnotisé souvent, plus il devient hypnotisable, et plus les modes d'induction peuvent être réduits au minimum pour des effets maximaux.

L'ensemble des études dont nous avons présenté une courte synthèse pourra faire l'objet de critiques : pathologies trop limités, faible nombre de patients inclus, études non reproduites, etc. Ces critiques renvoient à la faiblesse du matériel disponible, ce qui est un problème réel. Si nous savons très peu de choses certaines sur l'effet placebo, c'est que nous leur avons consacré trop peu d'études, ce qui ne fait que traduire les limites de nos intérêts et de notre curiosité.

Les embarras de l'effet placebo

Il nous faut maintenant revenir sur la conclusion de notre premier chapitre : les médicaments modernes s'inventent en assumant le risque d'être démentis par l'effet concurrent du placebo. Nous faisions ainsi référence à la manière dont les sciences « théorico-expérimentales » s'inventent, à travers des dispositifs risqués. Isabelle Stengers[19] a pris l'exemple de la chute des graves par Galilée, comme modèle de ce type d'invention. La formule qu'elle utilise pour caractériser la

---

19. Isabelle STENGERS, *L'Invention des sciences modernes, op. cit.*, p. 84-101.

manière dont certains savoirs s'imposent comme sciences, le « modèle théorico-expérimental », est à la fois descriptive et permet d'introduire une distinction avec d'autres types de savoirs. Les sciences qui se sont imposées au sommet de la hiérarchie des savoirs produits en Occident sont à la fois « théoriques » et « expérimentales ». L'idée qui naît symboliquement avec Galilée, c'est que la science ne propose pas une explication des phénomènes possibles parmi d'autres tout aussi valables et que seul l'accord des chercheurs entre eux imposerait. Les sciences théorico-expérimentales ne proposent pas seulement une fiction parmi d'autres pour rendre compte de la réalité ; elles proposent « la seule fiction possible » car elles se constituent en disqualifiant tous les autres systèmes d'explication possibles, grâce à l'invention du laboratoire qui va mettre tout le monde d'accord en éliminant ce qui devient les « mauvaises explications », les théories préscientifiques.

Cette compréhension de la manière dont peuvent se constituer certains champs de la connaissance scientifique n'implique pas la définition d'une règle générale, normative, applicable par tous quel que soit leur sujet d'étude et qui définirait la « vraie science » face aux idéologies préscientifiques, qui seraient par ailleurs le destin des sciences dites humaines. Pouvoir renvoyer au laboratoire et aux expérimentations qui y ont lieu ne constitue pas un droit de la raison, qu'il suffirait de mettre en application dans tous les domaines, tout devenant seulement une affaire de bonne volonté et de sérieux méthodologique. Il s'agit même, selon Isabelle Stengers, d'une situation assez exceptionnelle, d'un *événement*. Beaucoup d'autres scientifiques doivent apprendre à travailler autrement. C'est ce qu'ont fait les héritiers de Darwin (qui ne peuvent pas travailler à partir d'expériences de laboratoire), comme les éthologues qui étudient les animaux dans leur milieu naturel. Cela ne les empêche pas de « faire science », en dehors du modèle théorico-expérimental. A l'inverse, ce n'est pas parce que l'on fait appel à un modèle fondé sur le laboratoire et les expériences, que l'on fonde automatiquement une science théorico-expérimentale au sens plein du terme.

Le modèle « théorico-expérimental » rend bien compte de ce dont il s'agit avec Galilée : il n'établit pas seulement des corrélations mesurées empiriquement, ce qui l'obligerait à en refaire toujours de nouvelles. Il s'agit, ce qui est bien différent, de faire « tenir ensemble » la théorie du mouvement et les expériences de laboratoire. Galilée définit « trois concepts distincts et articulés de vitesse : la vitesse au sens où elle est gagnée, liée à un passé où le mobile a changé d'altitude ; la vitesse au sens où le corps l'"a" en un instant donné, et par exemple au terme de cette chute, à l'instant où le corps passe du plan incliné à la table horizontale ; et la vitesse du mouvement en tant qu'elle caractérise le mouvement horizontal, uniforme, du mobile. Le dispositif propose une relation opérationnelle d'équivalence entre ces trois vitesses : la vitesse *instantanée* caractérisant le mobile à la fin de sa chute est égale à celle qu'il a gagnée *dans le passé* et est aussi égale à celle qui va *dans l'avenir* caractériser son mouvement uniforme. J'ai explicité tout ce qu'implique et affirme le dispositif de Galilée afin de montrer que la « loi du mouvement » n'est pas liée à l'observation [20]... » L'expérience n'a lieu qu'une fois. Et si on la répète, c'est sur un mode théâtral, et non pas pour établir de nouveaux faits. Ce sont d'autres expériences qui seront nécessaires et c'est dans l'invention de nouveaux dispositifs expérimentaux que la théorie vérifiera son caractère fructueux, créant une collectivité de chercheurs responsables du progrès scientifique.

Nous avons repris cet exemple car il a l'avantage de bien mettre en évidence la différence entre un modèle « théorico-expérimental » et une simple référence expérimentale qui n'a finalement pas pour vocation de « faire théorie », mais reste liée à l'observation.

---

20. *Ibid.*

les deux médecines

Le dispositif d'étude des médicaments contre placebo a un effet social évident : il ramène tous ceux qui contesteraient l'efficacité d'un médicament aux résultats obtenus grâce à ce dispositif. Mais celui-ci doit être répété indéfiniment. Chaque nouveau médicament inventé doit faire l'objet du même type d'étude, de manière répétitive, sans que celle-ci ne nous permette d'élaborer une théorie scientifique au sens propre du terme. De quelle théorie scientifique pourrait-il s'agir ? De ce que nous pourrions appeler une science du comportement humain, c'est-à-dire, en l'occurrence, une théorie rendant compte de ce qu'est l'effet placebo, et « faisant bloc » avec les faits observés au cours de l'expérimentation.

Et pourtant, d'un strict point de vue sociologique, les deux dispositifs se ressemblent, apparaissent même comme calqués l'un sur l'autre. La production d'objets techniques épouse ici les contours de « la science en train de se faire » (pour reprendre les termes de Bruno Latour). Mais cela ne doit pas nous empêcher de les distinguer, pour une raison que l'on pourrait appeler « politique » : les droits qui découlent de ces deux types de processus ne sont pas identiques.

Le fondateur de l'ethnopsychiatrie, Georges Devereux, qui a justement travaillé à constituer une « science du comportement humain », a attiré l'attention sur ce type de différence [21], même si c'est en se situant d'un autre point de vue. Il écrit : « Or, une théorie peut avoir tous ces défauts à l'exception d'un seul, et garder quelque utilité. Le *seul* défaut qu'*aucune* théorie ne supporte est de *s'abolir elle-même*, tant par rapport à son sujet qu'à sa stratégie expérimentale. Une théorie qui explique les choses en les escamotant par l'explication se supprime automatiquement aussi elle-même. Une théorie dont la stratégie expérimentale exige la *destruction* (Abtötung) de ce qu'elle cherche à étudier – c'est ainsi que Bohr inter-

---

21. Georges DEVEREUX, *De l'angoisse à la méthode dans les sciences du comportement*, Aubier, Paris, 1994.

prête ce processus – s'abolit elle-même. » Pareillement, la masse des études réalisées contre placebo, ne nous donne pas une théorie expliquant l'effet placebo, car toutes ces études sont construites sur la négation de cet effet. Il n'est là qu'en négatif, comme référence niée au moment même où il apparaît.

Cette constatation n'implique pas que les études réalisées sur les médicaments contre placebo soient invalides, ou puissent être considérées comme de simples tests de routine (comme une automobile ou un téléviseur peuvent en subir, en fin de chaîne, avant d'être mis sur le marché). C'est à chaque fois un médicament nouveau qui est inventé ou réfuté dans cette épreuve. Et cette invention fait proliférer de nouvelles hypothèses biologiques et physiologiques. Mais l'expérience est répétitive du point de vue d'une connaissance du vivant au travers de l'effet placebo. Il y a là un statut ambigu de l'expérimentation, établissement de corrélations empiriques, que l'on retrouve dans de nombreux domaines de ce qui constitue la biologie moderne.

Cela limite nos droits et prétentions : nous pouvons mettre en avant ce type d'expérimentation pour justifier l'utilisation d'un médicament. En revanche, il ne nous donne pas de droit particulier pour parler de l'effet placebo, pour témoigner en son nom. Il nous donne de bons objets techniques (des médicaments plus efficaces), mais il ne nous donne pas le droit de parler au nom de l'effet placebo, d'en devenir le porte-parole, au sens de la situation scientifique classique, dans laquelle les chercheurs sont les porte-parole des phénomènes qu'ils observent.

Du point de vue de l'effet placebo, les pratiques que nous avons inventées se sont enfermées dans la répétition : elles n'ont pas fait histoire. Une histoire dont on peut alors imaginer qu'elle recouperait d'autres pratiques (et d'abord celles fondées sur l'influence, pour faire référence au travail de Tobie Nathan sur les techniques thérapeutiques traditionnelles[22]), permettant d'éclairer la manière dont un humain peut, dans la relation, avoir la capacité de soigner et guérir un autre humain. Il est significatif qu'au lieu de permettre ce type d'histoire et de croisements, ceux qui prétendent parler au nom de l'effet placebo ne le font qu'avec l'objectif de disqualifier d'autres pratiques thérapeutiques et de mobiliser contre elles[23].

On répète souvent, à juste titre, que placebo vient d'un chant d'Église et signifie « je plairai ». Mais il faudrait ajouter que placebo et « guérison par effet placebo » sont des formules employées pour l'essentiel par les thérapeutes. Il est tout à fait exceptionnel d'entendre un patient dire : j'ai été guéri par effet placebo. Les patients trouvent d'autres raisons à leur guérison, quand elles n'ont pas lieu pour de « bonnes » raisons, au sens de la médecine. C'est un mot de thérapeute, qui délimite un certain territoire excluant charlatans et patients. Inutile donc de s'attarder sur les effets de séduction qui expliqueraient l'effet placebo, il s'agit plutôt d'un effet de narcissisme : c'est le thérapeute qui dit « je plairai ».

« Retourner » l'effet placebo

On vient de voir que l'on ne pouvait pas « retourner » les études contrôlées, au sens où, au lieu de nous en apprendre sur les médicaments, elles nous en apprendraient sur l'effet placebo. Il est, en conséquence, des

---

22. Tobie NATHAN, *L'influence qui guérit*, op. cit.
23. On citera, pour le plaisir, cet extrait d'un article de Marcel-Francis Kahn, grand pourfendeur de ce qu'il appelle du terme méprisant de « patamédecines » : « A quoi peut-on attribuer ces succès ? Il y a d'abord, bien sûr, et *c'est connu*, l'effet placebo. Les défenseurs de la patamédecine estiment souvent que l'effet placebo n'est pas un effet réel. On sait qu'ils se trompent lourdement et que l'effet placebo est un effet physiologique qui commence à être *fort bien connu*. » J'ai souligné le mot « connu » qui revient un peu trop souvent dans cette déclaration de principe pour ne pas mériter réflexion. Marcel-Francis Kahn représente pourtant un courant de la médecine qui mérite tout notre respect. Son effort de réflexion sur la médecine moderne et sa déontologie méritent d'être salués. C'est d'autant plus dommage…

les déceptions de l'effet placebo

droits que nous n'avons pas acquis et dont nous faisons pourtant usage. On peut en repérer deux : l'usage de la formule « c'est l'effet placebo » pour remettre d'autres pratiques thérapeutiques à ce que nous considérons être leur place [24] ; mais un second usage pourrait être la possibilité d'utiliser l'effet placebo pour son potentiel thérapeutique. Or, nous croyons cette mission impossible : nous ne sommes pas en situation de pouvoir « retourner » l'effet placebo, c'est-à-dire de pouvoir l'utiliser en dehors du cadre précis où nous l'avons fait apparaître : au cours de l'expérimentation des candidats médicaments.

Il faut introduire une différence entre les études en double aveugle contre placebo faites sur les médicaments modernes et celles que l'on exige des autres types de médecine pour les obliger à rendre compte de leur pouvoir. Les premières font partie du risque inhérent au mode d'invention des médicaments et ont permis de créer des collectifs de chercheurs et de cliniciens travaillant ensemble et contrôlant leurs productions. Ce qu'elles sont désormais susceptibles de disqualifier, ce sont des médicaments qui ne tiennent pas leurs promesses et n'ont donc pas de raison d'appartenir au rhizome médicaments. Elles représentent une garantie que les médecins sont en droit d'exiger des industriels, inventeurs de nouveaux médicaments. Mais on ne peut pas passer au second type d'étude (obliger les autres médecines à rendre compte de leurs résultats avec le même dispositif) comme si cela allait de soi. D'autres intérêts entrent en jeu. Les objectifs ne sont pas les mêmes. On ne peut pas faire comme si cela ne comptait pas. Comment peut-on exiger de techniques

---

24. « C'est l'effet placebo » est devenu une formule qui joue le même rôle que « c'est scientifique ». Isabelle Stengers a montré qu'aucun scientifique ne répond jamais aux objections d'un autre scientifique en lui disant « c'est scientifique » ; il cherchera à trouver de nouveaux arguments plus convaincants que ceux qu'il a déjà présentés. Le « c'est scientifique » fonctionne comme un signal : on est sorti de la communauté scientifique et on s'adresse au grand public, celui qui ne sait pas et avec qui il est possible et bon d'user d'arguments d'autorité. « C'est l'effet placebo » signe le même type d'ambition. Il a pour objectif de faire croire que certains savent, mais n'ont pas envie de faire une démonstration pour le grand public, considéré comme formé de crédules.

les deux médecines

thérapeutiques, dont on peut très bien imaginer, sans pour autant les disqualifier, qu'elles mettent en jeu une maximisation de puissants effets de suggestion (ou d'influence) de se comparer à un effet de suggestion que nous ne contrôlons pas ? La mise en demeure adressée en permanence aux médecines que nous pouvons appeler « non modernes » (« Faites des études contre placebo, comme nous le faisons nous-mêmes ! ») introduit une fausse symétrie. Ces médecines sont en droit de mettre un préalable : nous sommes prêtes à faire ce genre d'études si vous nous expliquez d'abord ce qu'est l'effet placebo et si celui-ci constitue réellement un point fixe, c'est-à-dire un vrai point de référence.

A partir du moment où on reconnait que l'effet placebo n'est pas limité aux guérisons spontanées, on est amené à admettre l'existence d'un continuum entre guérisons spontanées, effet placebo *a minima* et des techniques maximisant les effets placebo. Mais dans ce dernier cas, la formule d'« effet placebo » ne convient alors plus, car elle prétend constituer un point de visibilité privilégié. Il serait donc plus juste de parler d'un continuum entre guérison spontanée, guérison par effet placebo, guérison par des techniques thérapeutiques diverses.

L'effet placebo a constitué une surprise nous obligeant à perfectionner toujours davantage les méthodologies d'étude des médicaments, afin de pouvoir les comparer à un objet fluctuant, s'échappant dès que l'on croit le saisir, un « non-savoir ». On peut alors prendre le risque de faire « pivoter notre regard [25] » et définir l'effet placebo comme la formulation la plus réduite, laïcisée et technicisée des mécanismes d'influence ou de suggestion qui existent entre deux individus dont l'un a la prétention de soigner l'autre. Elle est le résultat de cette **opération** (laïcisation, technicisation, et éventuellement disqualifi-

---

25. J'emprunte cette formule à Michel Foucault, en en modifiant le sens (Michel FOUCAULT, *Histoire de la folie à l'âge classique*, Gallimard, Paris, 1972, p. 26).

cation) qui va, en retour, en rendre l'analyse particulièrement difficile.

Mais faire pivoter ainsi notre regard, c'est reconnaître que ce n'est pas l'effet placebo qui constitue le secret, l'explication, de toutes les techniques thérapeutiques à base d'influence. C'est au contraire l'étude de ces techniques qui nous permettra de comprendre l'effet placebo. Autrement dit, l'effet placebo naît de l'expérimentation, mais nous ne pourrons en apprendre sur lui que par l'observation, c'est-à-dire en en constituant l'éthologie. Nous nous retrouvons dans la situation de tous ceux qui veulent en apprendre sur le psychisme humain. Celui-ci a de particulier que toutes les procédures d'objectivation sont impuissantes à en rendre totalement compte. Et cela parce qu'il n'est pas un objet : le psychisme se construit, dès la naissance du petit humain, dans la relation avec d'autres psychismes [26]. Dire que le psychisme n'est pas un objet en soi, ce n'est pas tomber dans un nouveau dualisme du type de celui de Bergson, ni dans un ésotérisme de mauvais aloi. Ce n'est pas non plus renoncer à une démarche scientifique. Mais c'est commencer à réfléchir à des méthodologies singulières à ce domaine. En regroupant sous la formule « effet placebo » tout ce qu'on ne comprend pas, on participe d'une opération consistant à « chosifier » le psychisme, ce qui interdit d'en faire l'exploration, c'est-à-dire de définir une méthodologie d'approche qui lui soit adaptée et qui ne soit pas le mime d'autres procédures scientifiques [27].

---

26. On se rapportera à l'histoire extraordinaire de Victor, l'enfant sauvage, récemment rééditée avec une belle préface de François Dagognet qui montre comment un petit humain élevé sans les hommes est un « homme sans humanité », un être hybride (Jean ITARD, *Victor de l'Aveyron*, Allia, Paris, 1994.). Les éthologues ont également montré le caractère hybride des animaux domestiqués élevés parmi les humains (voir par exemple les travaux de Boris Cyrulnik).
27. L'invention, par les spécialistes du nourrisson, de l'éthologie infantile est un bon exemple de cette singularité d'une approche scientifique dans un domaine où on avait beaucoup « mimé » des procédures scientifiques valables ailleurs : « La révolution dans la recherche a consisté à renverser la situation en ne se demandant plus quelles sont les bonnes questions à poser à un nourrisson, mais en quoi les comportements qu'il lui est possible d'avoir (comment sucer) peuvent servir de réponse ? Par ce simple renversement, la recherche des aptitudes du bébé susceptibles de se

les deux médecines

Si le retournement de l'effet placebo, pour son usage en thérapeutique, est quasiment impossible, rien n'empêche de mieux utiliser l'influence pour soigner. Mais cela suppose un savoir spécifique. Celui-ci ne relève pas de l'expérimentation en laboratoire, mais d'un corpus de connaissances créé de manière descriptive, et qui doit donc se transmettre de maître à élève de manière spécifique. Utiliser l'influence pour soigner, suppose de s'engager dans l'acquisition d'un savoir et de savoir-faire très complexes. Faut-il de la croyance ? Faut-il de la vérité ? Faut-il de la bonté ? Nos réponses à toutes ces questions sont généralement trop simples. L'ethnopsychiatrie telle qu'elle a été initiée par Georges Devereux et poursuivie par Tobie Nathan [28] peut alors constituer une des sources de références pour l'apprentissage nécessaire.

Contrairement à ce que l'on pourrait penser, utiliser l'influence pour guérir ne relève pas de la bonne volonté, mais constitue l'apprentissage de techniques extrêmement difficiles, car elles ne renvoient pas à des protocoles expérimentaux. L'ethnopsychiatrie nous a appris combien

---

traduire par des réponses (grandeurs mesurables) a commencé, et la révolution s'est mise en marche. » (Daniel STERN, *Le Monde interpersonnel du nourrisson*, PUF, Paris, 1989, p. 59.)
L'importance de ce basculement décrit dans cet exemple réussi de l'éthologie infantile par Daniel Stern est bien soulignée par Isabelle Stengers et Léon Chertok : « L'histoire de l'éthologie est inséparable de la critique des sciences "objectives" du comportement. Comme le naturaliste Jussieu, l'éthologue souligne la nécessité d'apprendre à regarder, à comprendre un vivant dans son environnement, à éviter de décrire son activité à partir des seuls concepts qui garantiraient la reproductibilité des questions et des réponses, ou permettraient de juger cette activité au nom de normes fonctionnelles. A l'impératif d'objectivité au sens de purification expérimentale de tout ce qui pourrait mettre en question la fiabilité du témoignage de l'objet, se substitue donc celui de pertinence, de découverte des questions et des modes de description qui explicitent la signification que revêtent pour l'animal son activité et son environnement. [...] Cette conception de la connaissance comme exploration, par opposition à la connaissance comme reconnaissance, que nous avions associée, au premier chapitre de ce livre, à l'idéal kantien (le scientifique doit s'adresser à son objet en juge armé de ses principes, et non en élève qui apprend) renvoie à une conception renouvelée des rapports de l'enfant à son monde. » (Léon CHERTOK et Isabelle STENGERS, *Le Cœur et la Raison, op. cit.*, p. 149.)
28. Tout ce chapitre n'aurait pas pu être écrit sans le travail fait par Tobie Nathan. Voir Tobie NATHAN, *Fier de n'avoir ni pays ni ami, quelle sottise c'était*, La Pensée sauvage, Paris, 1992. Du même auteur : *L'influence qui guérit, op. cit.*

elles pouvaient être efficaces mais aussi dangereuses : celui qui guérit par l'influence peut tout autant rendre malade. Les sociétés traditionnelles ont développé toute une série de mécanismes, comme les consultations collectives, indispensables pour « contrôler » les thérapeutes.

Les médecines oubliées

Précisons immédiatement que nous n'avons aucune raison d'adhérer à l'idée si souvent entendue que les médecines traditionnelles seraient douces et naturelles par opposition à une médecine moderne, définie comme violente. L'historien Jacques Léonard a montré la violence des techniques utilisées tout au long du XIXe siècle par les guérisseurs : traitement de cancers cutanés avec des caustiques corrosifs, néoplasmes enlevés au rasoir et plaies recouvertes de pansements arsénieux [29], etc. Mais on peut faire l'hypothèse que quelque chose a été irrémédiablement perdu de savoirs qui ne peuvent exister que dans la transmission orale, à cause de la lutte de la médecine savante pour s'imposer, en tant que profession ayant le monopole de l'exercice.

A la fin du XVIIIe siècle et tout au long du XIXe siècle, la grande masse de la population faisait plutôt moins confiance à la médecine savante qu'à la médecine populaire. Et cet engouement renvoie certainement à des raisons autres qu'économiques, même si la médecine savante est chère et la médecine populaire généralement bon marché, voire gratuite car exercée comme un sacerdoce. Cette dernière est en plein épanouissement et une véritable guerre va lui être menée par la première. Cet aspect de la constitution en France du corps des médecins, en tant que profession ayant le monopole de la santé, a été peu étudié par les historiens médecins.

---

29. Jacques LEONARD, « Les guérisseurs en France au XIXe siècle », *Revue d'histoire moderne et contemporaine*, n° 27, p. 501-516, 1980.

les deux médecines

Pourtant, nous disposons de deux enquêtes réalisées juste avant et après la Révolution française, qui avaient bien peu attiré l'attention, jusqu'à ce que l'historien Jean-Pierre Goubert leur consacre, dans la revue *Les Annales*, un article de première importance [30]. La première est une enquête ordonnée en 1786 par le Contrôle général auprès des intendants sur les médecins et chirurgiens du royaume. Elle montre qu'au XVIIIe siècle la frontière entre médecins et chirurgiens, d'un côté, et « charlatans », de l'autre, reste très floue. Les charlatans, souvent appelés « empiriques », pouvaient être « reçus » comme chirurgiens (ils obtiennent le « brevet »). Le statut de chirurgien renvoyait alors à un statut professionnel reconnu par la loi, mais en dessous de celui du médecin. Ce sont les chirurgiens qui savent « poser un bandage, réduire une luxation, inciser un abcès, appareiller une fracture, extirper une tumeur [31] », tâches pour lesquelles les médecins sont totalement incompétents. La tradition des rebouteux est loin d'être dépassée par la dextérité chirurgicale. Les « charlatans » peuvent ainsi prétendre devenir maître en chirurgie de « légère expérience », possibilité rendue officielle par l'édit de Marly de 1707. En 1803, la loi créait, à côté des titres de docteur en médecine ou en chirurgie, celui d'officier de santé. Les médecins réclamèrent son abrogation, mais ne l'obtinrent qu'à la fin du siècle, en 1892.

On a donc hésité pendant toute une période entre une politique d'intégration de la médecine populaire à la médecine savante et une politique de rejet et de répression. Le choix de la seconde politique semble bien dater de cette fin du XVIIIe siècle, même s'il faudra un siècle de lutte pour que le monopole de l'exercice de la médecine passe réellement dans les faits. L'histoire de Philippe Pinel (1745-1826), fondateur de la psychiatrie

---

[30]. Jean-Pierre GOUBERT, « L'art de guérir. Médecine savante et médecine populaire dans la France de 1790 », *Annales ESC*, n° 32, 908-926, 1977.
[31]. Jean-Charles SOURNIA, *Histoire de la médecine*, La Découverte, Paris, 1992, p. 192.

française et contemporain de la Révolution française, et sur laquelle nous reviendrons dans le prochain chapitre, pourrait bien traduire une hésitation encore possible à la fin du XVIII siècle. Ainsi certains ont cru voir en Pinel un héritier des « charlatans ». Pinel, en inventant le « traitement moral » de l'aliénation, a toujours rendu hommage à Jean-Baptiste Pussin, le concierge de Bicêtre (son cas, dans l'histoire de la constitution de la psychiatrie française, est tout à fait particulier car il n'est pas médecin), qui avait montré la nécessité d'un autre comportement à l'égard des fous. Mais il s'agit sans doute plus d'une inspiration populaire, voire populiste, que d'une véritable filiation à un savoir de type guérisseur. Il est tout de même très significatif que Pinel, probablement conscient de la nécessité de montrer clairement dans quel camp il était, ait fait disparaître, dans les nouvelles éditions, les formules trop populistes de la première édition de son *Traité*.

La médecine populaire est en train de devenir à cette époque un « ennemi implacable », comme l'écrit la Société royale de médecine, créée juste avant la Révolution française et qui regroupe médecins et chirurgiens. Il est évidemment impossible d'établir une distinction entre les deux médecines en termes d'efficacité : on sait trop peu de chose des charlatans, et on sait en revanche que la médecine savante avait peu de moyens efficaces à sa disposition. Aussi Jean-Pierre Goubert voit-il surtout dans cette lutte le résultat d'une compétition économique devenue féroce.

La seconde enquête date de 1790. Elle a été lancée par le Comité de salubrité créé par l'Assemblée constituante. Il s'agit d'une circulaire comportant quatorze questions adressées aux lieutenants du Premier chirurgien du roi. Deux questions [32] portent sur la médecine populaire et tra-

---

32. La douzième question était : « Reçoit-on à part d'autres praticiens, sous les noms particuliers de dentistes, herniaires, rebouteurs, pédicures, etc. ? » La quatorzième question : « Les charlatans, les empiriques et gens à secrets sont-ils très

les deux médecines

duisent bien l'hésitation encore existante sur la définition des charlatans (« autres praticiens ») et sur l'attitude à avoir à leur égard (le « degré de tolérance »). Une centaine de réponses sont parvenues au comité. Il en ressort l'extrême violence de la dénonciation du « charlatanisme ». Il est vrai que si la grande majorité de la population française recourt à un guérisseur, ce n'est en effet pas par manque de médecins et de chirurgiens diplômés, déjà fort nombreux et présents dans toutes les régions. C'est par choix, et cela avait donc « de quoi inquiéter le corps médical », comme l'écrit Jean-Pierre Goubert. Ce qui est en question c'est le monopole de la santé par les médecins issus de la culture savante [33] contre tout ce qui est regroupé sous le nom de charlatans : empiriques, gens à secrets, meiges, rebouteux, matrone, charlatan de passage, sorcier-guérisseur de village, et dont il est si difficile aujourd'hui de tracer le portrait. Les deux enquêtes sont évidemment menées auprès des médecins et des chirurgiens. Rien n'a permis à la grande mouvance des « charlatans » de témoigner directement et on peut penser que rien ne pourra plus nous permettre de comprendre leurs différentes techniques de « guérissage ».

Au travers des réponses à cette seconde enquête, apparaît également la volonté des médecins et chirurgiens de faire alliance avec les forces révolutionnaires qui viennent de triompher : 75 % des témoignages insistent sur la responsabilité de l'Ancien Régime et de ses institutions dans cet état de fait (lenteur de l'ancienne justice, mauvaise volonté des juges seigneuriaux, etc.) et ils en appellent à une nouvelle législation, qui leur apparaît comme un moyen de s'opposer à la « crédulité populaire ». Même les chirurgiens qui considèrent que le nom-

---

répandus dans votre arrondissement ? Quel est le degré de tolérance qu'on leur accorde ? »

33. Jean-Pierre GOUBERT écrit : « La logique qui anime leur haine paraît bien être la suivante : 1. "le" charlatan est incompétent car il n'a pas fait d'études ; 2. comme il est ignorant, le charlatan cause des accidents ou bien – pire – il commet des crimes ; 3. dans ces conditions, ce sont des "...coquins qui dupent le peuple, des sortes d'escrocs... qui cherchent à tromper les autres sur leur santé". »

bre de charlatans opérant dans leur région est faible, voire nul, les dénoncent fermement, comme si cela faisait désormais partie de leur « identité ». La médecine savante se constitue donc, au moment de la Révolution française, dans un nouveau type d'alliance avec le pouvoir et les savoirs universitaires. Cela peut expliquer cette « véritable croisade » dont parle Jean-Pierre Goubert, alors que la médecine officielle ne constitue pas encore une réalité positive, mais seulement « un souhait ».

Ce n'est plus le cas aujourd'hui et pourtant la médecine moderne reste confrontée à trois questions qui insistent : l'effet placebo, la résistance des médecines traditionnelles non occidentales et le surgissement en son propre sein de techniques thérapeutiques « alternatives » dont rien ne semble pouvoir entamer le succès. Guérir avec des médicaments ou guérir par l'influence ? On pourra nous rétorquer que cette alternative ne recoupe pas l'opposition entre médecine moderne et médecine traditionnelle ou populaire. N'avons-nous pas inventé, au même rythme que la médecine moderne, la psychanalyse, qui pourrait bien être le dernier nom pris par l'influence ou la suggestion ? Nous n'aurions donc rien de vraiment moderne, contrairement aux apparences. Nous avons néanmoins créé en Occident, avec l'invention des thérapeutiques modernes, une chimère plus surprenante encore que ce que nous pouvions imaginer au premier chapitre et dont il faut rendre compte. Car, même si la psychanalyse est à son corps défendant l'héritière partielle des techniques fondées sur la suggestion, nous avons prétendu séparer radicalement, comme personne ne l'avait fait avant nous, d'un côté ce qui relève de la relation et de l'influence, et de l'autre nos objets thérapeutiques avec leurs règles de prescription. Alors que la médecine qui prescrit n'a que l'effet placebo pour décrire ce qui relève de la relation, la psychanalyse ignore tout des médicaments psychotropes. La psychiatrie biologique et la psychanalyse, chacune de leur côté, peuvent avoir désormais

les deux médecines

la prétention d'occuper et définir, en surplomb, la scène thérapeutique dans son ensemble.

A ce double processus de purification qui donne une psychanalyse seulement fondée sur la parole (n'utilisant pas d'objets thérapeutiques), et des médicaments construits en opposition à l'effet placebo, François Dagognet a opposé un avenir de la médecine qui passerait par la construction de nouveaux mixtes. Il reste à savoir si des techniques mixtes peuvent être « réinventées » ou si elles ne peuvent se constituer que sur la base d'héritages millénaires. Nous avons l'optimisme de penser que les divers héritages de la pensée occidentale sont capables de nous donner les moyens d'apprendre à faire histoire avec ce qui se sera appelé, pour le meilleur et pour le pire, effet placebo.

Il apparaît désormais nécessaire de nous tourner vers un autre épisode de notre histoire : celui de la double invention de la psychanalyse et de la psychiatrie biologique. Cela pourrait se révéler avoir un avantage : n'est-ce pas en psychiatrie que les moyens pour inventer une médecine qui ne sépare pas les choses ont été les plus forts ? N'a-t-elle pas eu les moyens de se constituer en un véritable paradigme d'une médecine réunifiée ?

3

Mesmer et Pinel : la difficile rencontre

Dans l'ensemble complexe de ceux qui s'intéressent aujourd'hui au psychisme humain, nous nous consacrerons plus particulièrement aux psychiatres et aux psychanalystes : le souci thérapeutique anime les uns et les autres ; et ces deux catégories de cliniciens traitent les mêmes pathologies. Pourtant, ce qui constitue le cœur de leurs techniques thérapeutiques respectives s'oppose : d'un côté, des objets thérapeutiques, en l'occurrence les médicaments psychotropes ; de l'autre, ce que nous appellerons, faute de mieux et au risque de mécontenter beaucoup de monde, l'influence. Comment une telle coupure a-t-elle pu s'instituer et se durcir au fil des ans ? Nous n'avons pas la prétention de faire l'histoire de ce que nous avons envie d'appeler une curieuse invention, mais seulement de revenir sur quelques épisodes historiques ainsi que sur certaines interprétations qui en ont été données et qui constituent l'archéologie de cette situation[1]. Nous puiserons librement dans les travaux de

---

1. Michel Foucault a montré la nouveauté de cette situation : « Il n'est donc pas possible en toute rigueur d'utiliser comme une distinction valable à l'âge classique

les deux médecines

synthèse déjà réalisés, et nous n'en retiendrons que ce qui nous permettra de mieux comprendre pourquoi ces deux médecines n'ont pas réussi à faire bloc.

Si cette question nous préoccupe, c'est qu'elle semble bien recouper ce que nous avons étudié dans les chapitres précédents : la naissance des médicaments se fait en référence négative à ce que nous appelons effet placebo, et renvoie à la surprenante capacité des humains à guérir dans l'interrelation. Même si les progrès dans les inventions de nouveaux médicaments ne nous ont rien appris en positif sur la nature de cette relation qui guérit, ils nous ont confirmé son existence et sa puissance.

Ce chapitre devra nous amener à une question importante pour mieux faire ensuite l'analyse des médicaments psychotropes : quelles sont les conséquences du désintérêt pratique que leur portent les psychothérapeutes sur l'identité de ces objets ? Si nos spécialistes de l'influence, de la « relation qui soigne », n'en prescrivent pas, voire les combattent, quels peuvent être les points de repère pour les inventer ? Ce qui nous intéresse, ce n'est pas seulement les conséquences sur leur pratique, mais aussi les conséquences sur ce que nous sélectionnons et inventons comme substances utilisables comme médicament. Aurions-nous inventé les mêmes médicaments si nous n'avions pas séparé notre psychiatrie en deux ? Il faut donc revenir sur les raisons de cette séparation.

Pour mieux nous faire comprendre, il faut garder en mémoire que toutes les sociétés traditionnelles, à l'inverse, font des blocs entre leurs objets thérapeutiques (les plantes ne constituent qu'une possibilité parmi d'autres) et leurs techniques de suggestion. Les uns et les autres ne se définissent pas indépendamment. Il y a une seule scène pour ce que nous avons, nous, inventé comme deux techniques séparées et donc deux scènes juxtapo-

---

ou du moins chargée de signification, la différence, pour nous immédiatement déchiffrable, entre médications physiques et médications psychologiques ou morales » (Michel FOUCAULT, *Histoire de la folie à l'âge classique*, op. cit., p. 346).

sées. Cette séparation semble tout à fait propre à la thérapeutique occidentale. Elle pourrait aussi en être la faiblesse.

La difficulté à penser la relation entre les deux « psychiatries » et l'instabilité chronique de cette relation se retrouvent, comme en miroir, chez les commentateurs. D'une manière générale, les auteurs contemporains n'ont pas réussi à échapper eux-mêmes à cet écartèlement. Un fait doit laisser l'historien étonné : ceux qui parlent de Mesmer et le prennent comme point de départ de ce qu'ils appellent la « psychiatrie dynamique » ignorent Pinel[2]. De l'autre côté, ceux qui font l'histoire de la naissance de la psychiatrie avec Pinel et Esquirol ne traitent des inventions de Mesmer qu'en quelques très courtes notes de bas de page.

Les origines de la psychiatrie

Les psychiatres, comme corps de médecins ayant pour ambition de traiter les troubles mentaux, sont les héritiers des « aliénistes ». Si la définition du champ des pathologies, dont les aliénistes puis les psychiatres ont la charge, a largement évolué, la question de ce qui a pris le nom de schizophrénie, et qui est « la folie par excellence[3] », en constitue le cœur.

Philippe Pinel (1745-1826) est le fondateur de l'aliénisme. L'histoire commence avec sa nomination le

---

2. Voir, par exemple, l'excellent livre de Léon CHERTOK et Raymond DE SAUSSURE, *Naissance du psychanalyste*, Payot, Paris, 1973. Ou encore Robert DARNTON, *La Fin des Lumières. Le mesmérisme et la Révolution*, Paris, Perrin, 1984. Plus récemment, Jacqueline CARROY, *Hypnose, suggestion et psychologie*, PUF, Paris, 1991. Et en contrepoint, Jan GOLDSTEIN, *Console and Classify*, Cambridge University Press, Cambridge, 1987 ; et plus récemment encore sous la direction de Jean GARRABE, *Philippe Pinel*, Synthélabo, Le Plessis-Robinson, Paris, 1994. Il faut remarquer aussi le déséquilibre flagrant entre le nombre très important d'études universitaires consacrées à la psychiatrie pinelienne et ses successeurs et le faible nombre de celles consacrées à Mesmer et à ses élèves.
3. Formule utilisée par Michel FOUCAULT (*Les Mots et les Choses*, Gallimard, Paris, 1966, p. 387).

11 septembre 1793 comme « médecin des infirmeries de Bicêtre ». Il y reste jusqu'en 1795, date à laquelle il devient médecin-chef à la Salpêtrière (les hommes sont enfermés à Bicêtre et les femmes à la Salpêtrière). Il faut rappeler deux caractéristiques partagées par Bicêtre et la Salpêtrière : on n'y enferme pas seulement des « insensés » mais tous les exclus de l'ordre social ; le médecin Pinel, comme tous les autres médecins avant lui, n'y est pas nommé pour soigner les aliénés de leur pathologie spécifique. Il faudra pour cela qu'un nouvel intérêt se crée : l'aliénation doit devenir spécifique et à portée d'atteinte pour le médecin, c'est-à-dire guérissable. Les fous ne forment pas, jusqu'au début du XIXe siècle, un groupe social distinct.

Pour mieux marquer la rupture, les héritiers de Pinel ont construit le mythe déjà évoqué de la libération spectaculaire des fous de leurs chaînes, scène immortalisée dans un célèbre tableau de Charles Muller et dans les récits de son propre fils, l'aliéniste Scipion Pinel. Plus sérieusement, les changements liés au nom de Pinel et de son élève Jean-Étienne Esquirol (1772-1840) impliquent plusieurs niveaux distincts : une nouvelle compréhension de la maladie mentale articulée à la possibilité de la traiter et de la guérir grâce au « traitement moral » qui est un traitement individualisé, adapté à chaque cas et qui implique l'abandon de l'usage de substances pharmaceutiques ; le rôle dirigeant des médecins qui les amènera à s'opposer spécifiquement aux ordres religieux (plus qu'aux charlatans, bien que les religieux soient souvent leurs héritiers tout au long du XIXe siècle) et qui fait partie de la lutte pour le monopole de la médecine ; la dénonciation des pratiques brutales et une nouvelle fonction pour un environnement asilaire adapté, même si les nouveaux établissements ne seront construits et ouverts que plusieurs dizaines d'années après la loi de 1838.

Ce qu'on doit donc à Pinel de plus important est la notion de « traitement moral » : il constate que si on parle aux insensés « avec douceur, qu'on compatit à leurs maux, et qu'on leur donne l'espoir consolant d'un sort plus heureux », ils s'améliorent et cessent d'être dangereux. Mais le traitement moral à ses débuts n'est pas seulement l'adoption d'une attitude plus humaine. Il faut donc s'attacher à en comprendre tous les ingrédients (pourquoi manquait-on d'humanité auparavant ?), en termes techniques (par quels actes les soigne-t-on ?), et toutes les conséquences (quelles sont les spécificités de cette nouvelle branche de la médecine ?).

Michel Foucault[4] a décrit l'originalité du geste de l'internement au XVIIe siècle, « quelque part entre Montaigne et Descartes ». Ce geste aurait « créé » le fou au sens propre du mot créer, « altérant des visages familiers au paysage social, pour en faire des figures bizarres que nul ne reconnaissait plus. Il suscitait l'Étranger là même où on ne l'avait pas pressenti ; il rompait la trame, dénouait des familiarités ; par lui il y a quelque chose de l'homme qui a été mis hors de sa portée, et reculé indéfiniment à notre horizon. D'un mot, on peut dire que ce geste a été créateur d'aliénation ». Mais, pour Michel Foucault, l'invention du traitement moral ne constitue pas une vraie rupture : « Cent ans et plus de psychiatrie dite "positive" ne sont pas parvenus à rompre » avec le geste de l'enfermement inauguré au XVIIe siècle. A l'âge classique, la réduction de l'expérience de la déraison « à une perception strictement morale de la folie servira secrètement de noyau à toutes les conceptions que le XIXe siècle fera valoir ».

Tout en se situant dans la tradition ouverte par Michel Foucault, les historiens anglais et américains ont néanmoins considéré que les changements liés au nom de Pinel en France et de Samuel Tuke en Grande-Bretagne n'étaient pas formels. Le parallélisme des évolutions en France, en Grande-Bretagne et aux États-Unis est de ce point de vue tout à fait frappant, comme si de nouvelles nécessités imposaient partout un changement d'attitude

---

4. Michel FOUCAULT, *Histoire de la folie à l'âge classique*, op. cit., p. 58.

les deux médecines

envers les aliénés. Andrew Scull[5] considère que l'abandon (au moins en théorie) des pratiques violentes et brutales à l'égard des fous renvoie à une nouvelle conception de ce qui définit l'être humain et le sépare des animaux. Michel Foucault avait déjà montré qu'à l'époque classique (XVIIe et XVIIIe siècle), le fou n'était pas considéré comme un malade, mais comme relevant d'une forme d'animalité (l'Étranger) ne pouvant être dominée que par la force brutale. Le terrible traitement qui fut réservé en Angleterre au roi Georges III (1738-1820), atteint de « manie », est tout à fait significatif : il fut enfermé, enchaîné, privé de toute liberté de mouvement, menacé et fréquemment battu. Un rapprochement est éclairant : au moment même où, au début du XIXe siècle, on s'interroge sur le traitement à réserver aux fous, on renonce aussi peu à peu à l'esclavagisme. Il est contesté au nom du statut universel des êtres humains, puis il devient de plus en plus insupportable. Dans la nouvelle société marchande qui prend son essor, on ne cherche plus tant à obtenir un résultat par l'usage de la force brutale que par l'« internalisation » de normes. C'est l'attitude à l'égard de tous les déviants qui change : on doit pouvoir les redresser en les éduquant. On prend conscience qu'ils font partie de la grande famille humaine, et que cette appartenance doit être déterminante.

En France, Marcel Gauchet et Gladys Swain[6] ont repris l'idée de la rupture avec la conception du fou comme étranger absolu, mais ils sont allés au-delà pour opérer, contre Michel Foucault et les partisans de l'antipsychiatrie (très en vogue dans les années soixante-dix), une véritable réhabilitation des aliénistes. L'extériorité de l'État qui caractérise le système politique et social

---

5. Andrew Scull, « Moral Treatment Reconsidered : some Sociological Comments on a Episode in the History of British Psychiatry », *in* Andrew Scull (ed.), *Madhouses, Mad-Doctors and Madmen, The Social History of Psychiatry in the Victorian Era*, The Athlone Press, Londres, 1981.
6. Marcel Gauchet et Gladys Swain, *La Pratique de l'esprit humain*, Gallimard, Paris, 1980.

d'avant la Révolution allait de pair avec des rapports que l'on pourrait appeler d'altérité, c'est-à-dire où l'autre est reconnu comme inconnaissable et impénétrable par nature. Le fou ne serait qu'un cas particulier d'une situation générale.

La société qui s'invente au moment de la Révolution française oblige à penser ce qu'il y a d'humain même au plus profond de la folie. Il n'est rien en ce domaine, comme dans tout ce qui définit alors le nouveau champ social, qui échappe à la transparence. Dans le premier chapitre de leur livre, intitulé *Politique de l'asile*, Marcel Gauchet et Gladys Swain expliquent : « Impossible de s'y tromper, cette économie idéale des pouvoirs à l'intérieur de laquelle est venue se couler la pratique psychiatrique est un modèle d'emprunt, doué en son articulation abstraite d'une espèce de validité générale et seulement importé pour l'occasion dans le champ de l'aliénation mentale. » C'est dire clairement qu'on ne peut pas comprendre l'aliénisme et ce qu'il apporte avec le traitement moral, en dehors des bouleversements que connaissent alors la société, l'État et les modes de représentation.

Un nouvel imaginaire social se déploie en effet, accompagnant la perte du visage divin de l'État. La souveraineté appartient au peuple. C'est la société qui produit désormais le pouvoir. Ils sont consubstantiels et plus rien ne pourra s'opposer à une relation totalement fusionnelle, transparente. Pour la première fois dans l'histoire de l'humanité, rien dans la société ne peut être soustrait à l'investigation, tout peut faire l'objet d'une compréhension exhaustive. Ne se référant plus à un au-delà extérieur incontrôlable, ce que la société gagne en transparence, en puissance de l'État, elle le gagne aussi en maîtrise d'elle-même, en capacité à s'autotransformer, à se fabriquer, à être maîtresse de son destin. Ce pouvoir, c'est celui de l'État à penser la société. La loi change de nature : elle n'est plus imposée du dehors ; elle se définit quasi spontanément dans l'accord entre la volonté collective et l'être social. Le non-respect de la loi renvoie alors à un défaut dans la constitution du sujet. Guérir, ce sera « élaborer des stratégies de pénétration de la loi à l'intérieur de l'individu et à l'insu de celui-ci opérer la restructuration de sa personnalité. » C'est de cela que participe l'invention du traitement moral, en rompant avec l'idée du fou comme étranger absolu.

Marcel Gauchet et Gladys Swain vont beaucoup insister sur une conséquence repérable dès les travaux de Pinel, mais surtout chez Esquirol, et qui va faire histoire jusqu'à l'invention de la psychanalyse : il n'y a plus de fou « absolu », de fou « en totalité ». Au contraire, chez tout sujet aliéné on pourra reconnaître l'existence d'une « distance lucide à sa folie », qui sera utilisable comme un levier pour la reconquête de sa raison entière. Tout le temps qu'on croyait le sujet dans « une vide extériorité à soi », ce qui impliquait l'impossibilité de le comprendre, de rendre compte des mécanismes de son trouble, il était logiquement impossible d'avoir prise sur lui pour le soigner et le guérir. En rompant avec une conception de la folie comme extériorité à soi, sans aucun contenu, Pinel et Esquirol ouvrent la voie à la réintégration des aliénés dans le monde des humains, mais aussi à la reconnaissance de l'existence d'un « intérieur » hétérogène, c'est-à-dire à une remise en cause de la conception classique de la conscience. Ce qui frappe Esquirol et ce qu'il va formuler, c'est que dans la scission du sujet, ce dernier perçoit son trouble mais est incapable d'agir dessus. L'existence de ce doublet va désormais faire partie de toutes les descriptions psychiatriques d'Esquirol jusqu'à aujourd'hui. Et cela se révèle valable pour toutes les pathologies psychiatriques, de la dépression à la schizophrénie modernes. On doit à Esquirol d'avoir séparé les « passions », à l'origine de la folie, d'avec la conscience. D'où l'inutilité des appels à « l'énergie » du sujet. Toute les théories de l'inconscient vont pouvoir venir se loger dans cet espace ainsi défini. Pour Marcel Gauchet et Gladys Swain, on pourrait faire l'histoire de la psychiatrie autour de cet enjeu. Ce retournement crée, selon eux, les conditions pour « faire science ».

On va, dès les premières années d'instauration du traitement moral, dans les vingt ans qui suivent la Révolution, rendre compte de résultats étonnants. Un véritable vent d'optimisme va porter les réformateurs. La solution aux problèmes de l'aliénation mentale semble à portée de main. Très rapidement, Pinel puis son élève et successeur Esquirol avancent sur un problème qui est au cœur du traitement moral : ce n'est pas parce que l'aliéné prend conscience de sa folie, ce qui est rendu désormais théoriquement possible, qu'il peut pour autant s'en dégager, par un simple retour réfléchi sur soi. L'observation des malades et des processus de guérison va amener les premiers aliénistes à donner une place centrale à la notion de *crise*. Cette notion, liée à la guérison, occupe au même moment une place importante dans toute la médecine vitaliste, et c'est là qu'Esquirol a pu en faire l'emprunt. Le mot d'emprunt est d'ailleurs trop fort car il implique un choix délibéré : la notion de crise imprégnait suffisamment toutes les conceptions thérapeutiques vitalistes de l'époque, pour qu'elle surgisse logiquement au cœur du traitement moral. Puisque l'aliéné n'est jamais totalement fou, puisqu'il perçoit son trouble sans avoir la capacité d'agir sur lui, le thérapeute ne devra ni flatter sa folie, ni en prendre le contre-pied, mais créer une situation exceptionnelle qui permette de résoudre cette contradiction.

Il fallait « une secousse morale », placer « l'aliéné dans un état opposé et contraire », « un violent ébranlement » pour « dissiper le charme ». Les quelques récits de guérison que nous tenons de Pinel et d'Esquirol témoignent de cette conception. Ainsi, dans son *Traité médico-philosophique sur l'aliénation*[7] (1800), Pinel raconte l'histoire d'un horloger qui croyait qu'on lui avait par erreur changé la tête. Un de ses compagnons, à Bicêtre, le pro-

---

7. Voir Marcel GAUCHET et Gladys SWAIN, *op. cit.*

les deux médecines

voque en lui parlant du « fameux miracle de saint Denis, qui chemin faisant, portait sa tête entre ses mains, et ne cessait de lui faire des baisers. [...] L'horloger soutient fortement la possibilité du fait et cherche à la confirmer par son exemple propre. Son interlocuteur pousse alors un éclat de rire et lui réplique sur un ton moqueur : insensé que tu es, comment saint Denis aurait-il pu baiser sa tête ? Est-ce avec son talon ? Cette réplique inattendue et sans réponse frappe vivement l'aliéné ; il se retire confus, au milieu des risées qu'on lui prodigue, et il n'a plus parlé désormais de son changement de tête[8] ». Plus tard, Esquirol, convaincu que la pathologie mentale est seulement un accident susceptible d'une guérison totale avec *restitutio ad integrum*, y consacre un mémoire : *Terminaisons critiques de la folie*[9]. Jan Goldstein a bien mis en évidence cet aspect récurrent des récits de guérison par Pinel : c'est ce qu'elle a appelé la « théâtralité » ; de véritables mises en scène sont destinées à faire renoncer brutalement le sujet à ses idées délirantes[10].

Mais les choses vont se dérouler autrement. C'est très rapidement que le traitement moral va tomber en désuétude : à partir des années 1820 il n'est plus qu'une « thé-

---

8. On ne peut qu'être frappé par les points communs existants entre cet exemple d'une stratégie de crise pour « accrocher » le patient et ce que les théoriciens de la communication de l'école de Palo-Alto ont appelé théorie du *double bind*. On lira par exemple l'intervention suivante de Carl Whitaker : « Je connais une histoire classique que j'aime raconter à propos de ce qu'est une psychothérapie ; je l'ai lue dans le journal. Sur la flèche d'un pont très élevé, il y avait un homme qui assurément se préparait à se suicider en sautant. Au cours de sa ronde un policier l'a vu et a commencé à lui parler : "Eh, vous ne pouvez pas faire ça, pensez à votre mère", "Non !", "Vos amis ?", "Non !". Finalement le policier ne pouvant plus supporter cela, sortit son pistolet et dit : "Si tu sautes, je te tue." L'homme est descendu. C'est ça la psychothérapie. » (Mony ELKAIM, *La Thérapie familiale en changement*, Synthélabo, Le Plessis-Robinson, 1994, p. 48.)
9. Voir l'article de Michel GOUREVITCH, « Esquirol clinicien », *in* Pierre PICHOT et Werner REIN, *L'Approche clinique en psychiatrie*, vol. 1, Synthélabo, Le Plessis-Robinson, 1992.
10. Jan GOLDSTEIN, *Console and Classify, op. cit.* Ainsi à propos d'un « tailleur d'habits » devenu mélancolique, Pinel imagine de reconstituer un faux tribunal composé de jeunes médecins qui se font passer pour des juges. Le traitement échouera (Jacques POSTEL, « De l'événement théorique à la naissance de l'asile (le traitement moral) », *in* Jacques POSTEL et Claude QUETEL (sous la direction de), *Nouvelle Histoire de la psychiatrie*, Dunod, Paris, 1994.

rapie impersonnelle et collective basée sur la servilité du patient à l'égard des règles hospitalières et l'obéissance à l'autorité administrative des médecins de l'asile [11] ». Une exception est représentée par le cas de François Leuret (1797-1851) qui développe des méthodes de traitement moral à base d'intimidation et de « révulsion morale » (douches froides) renouant avec la brutalité dénoncée par Esquirol [12]. Les asiles, tels qu'ils se développeront avec l'application de la loi de 1838 en France ou le *Lunatic Asylums Act* de 1845 en Grande-Bretagne, loin d'être les outils de guérison rêvés par Esquirol, vont être des instruments pour transformer la folie en une pathologie chronique, inguérissable. On ne peut qu'être frappé par la similitude des descriptions de l'univers de l'enfermement faites à un siècle de distance par Esquirol dans son enquête sur *Des établissements consacrés aux aliénés en France*, qui date de 1818 et qui a servi de justification aux réformes qu'il proposait, et par Albert Londres dans son enquête pour *Le Petit Parisien*, « Chez les fous », qui a été écrite un siècle plus tard en 1925. On ne peut pas faire l'impasse sur l'échec des fondateurs de l'aliénisme : il est à la hauteur de ce que furent leurs ambitions et leurs espoirs. Beaucoup de contemporains eurent d'ailleurs très tôt le pressentiment du caractère iatrogène des asiles. Ainsi le Britannique John Conolly, avant de devenir lui-même directeur d'asile, écrivait dans un texte en forme d'enquête sur les asiles, publié en

---

11. Ian DOWBIGGIN, *La Folie héréditaire ou comment la psychiatrie française s'est constituée en un corps de savoir et de pouvoir dans la seconde moitié du XIX⁰ siècle*, EPEL, Paris, 1993, p. 61.
12. Leuret « aimait employer les douches pour brutaliser les patients afin qu'ils renoncent à leurs idées fixes ; ceux-ci étaient souvent placés dans une baignoire d'eau tiède, d'où l'eau froide leur tombait sur la tête d'une hauteur d'environ deux mètres pendant cinq à trente secondes. Certains patients de Bicêtre étaient tellement effrayés des douches de Leuret qu'il suffisait de les mettre sous un robinet pour obtenir les concessions souhaitées et le désaveu de leur phobie » (Ian DOWBIGGIN, *La Folie héréditaire, op. cit.*, p. 67). Une dégénérescence semblable du traitement moral a eu lieu en Allemagne où l'on employait des moyens terribles : eau, feu (cautérisations, moxas qui sont des instruments de chirurgie permettant de brûler les patients), et une machine rotatoire provoquant des syncopes. Voire Gladys SWAIN, *Dialogues avec l'insensé*, Gallimard, Paris, 1994.

les deux médecines

1830 : « Après de nombreuses années sans espoir, ces patients s'habituent si bien à la routine de la maison, qu'ils deviennent de vrais enfants ; et qu'ils sont contents de rester là, comme c'est souvent le cas, jusqu'à leur mort [13]. » On ne peut mieux définir la chronicité.

Comme l'écrit Michel Foucault [14], « la science des maladies mentales, telle qu'elle pourra se développer dans les asiles, ne sera jamais que de l'ordre de l'observation et du classement » et cette ambition de classer s'accompagnera d'un désintérêt spectaculaire pour toute forme de traitement. En 1867, le président de la Société médico-psychologique souligne le très faible nombre d'articles consacrés aux traitements dans la revue *Annales* depuis 1852. Quant aux rares aliénistes qui n'ont pas renoncé à la guérison de leurs patients, ils sont à des années-lumière du « traitement moral » des fondateurs : ils se définissent comme des éclectiques et font appel à des techniques comme le régime alimentaire, le travail physique (qui pourra constituer une véritable exploitation), l'hydrothérapie, l'électricité, les saignements, les purgatifs, les diurétiques etc.

L'autre fondateur : Mesmer

Franz Anton Mesmer (1734-1815), contemporain exact de Pinel, est l'inventeur du magnétisme animal. Et c'est en tant que tel qu'on le considère comme le père de l'autre psychiatrie, appelée par certains historiens « psychiatrie dynamique », et dont la psychanalyse est aujourd'hui la principale héritière. Le fait qu'ils soient désormais regroupés sous un même nom, celui de « psychiatrie », aurait épouvanté aussi bien Pinel que Mesmer. Ils n'ont quasiment rien en commun au moment de la Révolution française.

---

13. Cité dans Andrew Scull, *op. cit.*
14. Michel Foucault, *Histoire de la folie à l'âge classique, op. cit.*

Homme des Lumières, comme Pinel, Mesmer est l'héritier de techniques exorcistes. Mais il les « laïcise » en abandonnant la référence au surnaturel. La théorie mesmérienne du magnétisme animal, ou fluide, renvoie à la fois à ce type de techniques et aux théories scientifiques, comme celles de Newton, en pleine expansion. Le fluide emplit l'univers et relie les hommes entre eux et au cosmos. Selon l'historien Robert Darnton « il semble offrir une nouvelle explication scientifique des forces invisibles de la nature [15] ». Un déséquilibre dans la répartition du fluide est à l'origine de toutes les maladies ; Mesmer invente une technique pour le canaliser et le transmettre aux personnes qui en manquent [16]. Il invente un objet tout à fait extraordinaire : un baquet, magnifique meuble de salon avec des parties en cuivre, d'autres en verre, et d'où sortent des tiges de métal que les patients devaient s'appliquer sur des parties du corps. Une corde de marin fait le tour du baquet, comme s'il fallait pouvoir s'accrocher pour ne pas tomber au plus fort de la crise, tant on peut imaginer qu'elle pouvait être violente et déstabilisante [17]. Le baquet, construit sur le modèle de la bouteille de Leyde, ou plutôt comme sa métaphore, doit concentrer le fluide, et le répartir entre tout ceux qui participent aux séances. Ce dispositif technique s'accompagne d'un « secret » que les mesmériens se transmettent entre eux. Au centre du dispositif de Mesmer, la crise constitue également l'élément décisif, par lequel passe la possible guérison.

Mesmer ne soigne pas les « aliénés ». Son domaine d'intervention recouvre une faible partie seulement de ce que nous appelons aujourd'hui les troubles mentaux, domaine qui, dans sa définition moderne, ne correspond

---

15. Robert DARNTON, *La Fin des lumières...*, *op. cit.* p. 87.
16. Sur Mesmer, on se reportera à Henri ELLENBERGER, *Histoire de la découverte de l'inconscient*, Fayard, Paris, 1994.
17. On peut voir un baquet mesmérien, sans doute utilisé par un de ses élèves, au musée de l'Hôpital de Lyon. Il a été présenté dans l'exposition qui a eu lieu en 1993 au Grand Palais (Paris) et intitulée « L'âme et le corps ».

les deux médecines

pas non plus totalement aux pathologies que Pinel aurait considérées comme relevant de son domaine d'intervention. La modernité l'a beaucoup élargi [18] en lui adjoignant le domaine des névroses. On ne peut pas confondre « aliénation mentale » et ce que Mesmer appelle « maladies de nerfs ». Il traite aussi de pathologies somatiques car il ne définit pas son champ de compétences en fonction de la nature des maladies ou des organes touchés, mais en fonction de la manière dont il peut les guérir. Il construit ainsi une distinction qui doit attirer notre attention, entre ce qu'il peut guérir « immédiatement » et « médiatement » : « Le magnétisme animal peut guérir immédiatement les maux de nerfs, et médiatement les autres ; il perfectionne l'action des médicaments ; il provoque et dirige les crises salutaires, de manière qu'on peut s'en rendre maître... La nature offre dans le magnétisme un moyen universel de guérir et de préserver les hommes [19]. »

Mesmer et le mesmérisme n'auront pas en France la gloire de Pinel et de ses successeurs. Ils seront pendant un siècle l'objet d'une disqualification permanente. Ils échoueront, de manière répétitive, à établir des liens avec les institutions scientifiques de leur temps. Ainsi en 1784, la faculté de médecine de Bordeaux exclut plusieurs médecins mesmériens de ses rangs, et leur interdit d'exercer la médecine. A Paris, le médecin Charles Deslon, qui avait accepté l'enquête des commissaires, se voit interdit

---

18. On retrouve un problème auquel Michel Foucault a été très attentif : « C'est un jeu auquel les médecins-historiens aiment à se livrer : retrouver sous les descriptions des classiques les vraies maladies qui s'y trouvent désignées. Quand Willis parlait d'hystérie n'enveloppait-il pas des phénomènes épileptiques ? Quand Boerhaave parlait de manies, ne décrivait-il pas des paranoïas ? Sous telle mélancolie de Diemerbroeck, n'est-il pas facile de retrouver les signes certains d'une névrose obsessionnelle ? Ce sont là jeux de princes, non d'historiens. Il se peut que d'un siècle à l'autre, on ne parle pas sous le même nom, *des mêmes* maladies ; mais c'est que fondamentalement, il n'est pas question de *la même* maladie. » (Michel FOUCAULT, *Histoire de la folie à l'âge classique, op. cit.*, p. 131.)

19. Cité par Léon CHERTOK et Isabelle STENGERS, *Le Cœur et la Raison. L'hypnose en question de Lavoisier à Lacan, op. cit.*, p. 17-18. Cette formule pourrait très bien s'appliquer à l'effet placebo tel que l'a défini François Dagognet (voir chapitre précédent).

d'exercice pendant deux ans. Le comportement de ces « collègues s'opposait à l'unité de la profession et compliquait la campagne menée contre les pratiques non autorisées », écrit l'historien anglais Matthew Ramsey[20]. Parce que le mesmérisme n'a rien à voir avec la science, pourra argumenter l'épistémologue. Mais il s'agit là d'un raisonnement *a posteriori*. D'autres savoirs et techniques, comme la phrénologie (nous y reviendrons au chapitre 5), ont à la même époque fait partie de l'univers scientifique, alors que nous pouvons porter sur eux un jugement négatif *a posteriori*.

Un siècle après les premières séances autour du baquet de Mesmer, les choses vont changer brutalement et l'héritage du magnétisme animal va connaître un succès explosif, simultanément sur plusieurs scènes : comme spectacle, comme technique de voyance, comme thérapie et comme technique permettant d'expérimenter sur le psychisme humain. Le magnétisme se transforme dans ce qu'on appelle « le somnambulisme », puis l'hypnose. Tout au long du XIXe siècle, il va, selon la formule de l'historien Jacques Léonard, « rénover » les techniques des guérisseurs, avant de se retrouver validé par les grandes institutions scientifiques.

A partir de 1870, Jean-Martin Charcot (1825-1893), qui n'est pas un aliéniste, comme on le laisse parfois sous-entendre, mais un interniste fondateur de la neurologie (il occupe la première chaire sur les maladies du système nerveux en 1882), va y porter un immense intérêt[21]. Hippolyte Bernheim (1837-1919), médecin interniste des hôpitaux de Nancy, qui représente un second pôle d'intérêt, préférera utiliser le terme tout simple de « suggestion » pour décrire l'ensemble des techniques qu'il utilise.

---

20. Matthew RAMSEY, *Professional and Popular Medicine in France, 1770-1830*, Cambridge University Press, Cambridge, 1988.
21. On ne peut donc pas faire de Charcot l'instrument de la captation par la psychiatrie asilaire (qu'il ne représente pas vraiment) du « demi fou » que l'on appellerait aujourd'hui névrosé, par opposition au psychotique. Nous reviendrons dans le chapitre 5 sur les raisons de l'intérêt de Charcot pour l'hypnose.

Comme Mesmer, Bernheim soigne un certain nombre de pathologies somatiques et certaines « maladies des nerfs » mais les troubles mentaux ne l'intéressent pas. Cette époque marque aussi la fin de la théorie fluidique inventée par Mesmer. Ceux qui s'intéressent à l'héritage mesmérien, rendu plus présentable, ne sont toujours pas les aliénistes, à quelques très rares exceptions près, mais s'inventent au tournant du siècle comme de nouveaux spécialistes.

C'est à partir de cet intérêt pour les mécanismes psychiques de la suggestion que les héritiers de Mesmer vont construire, avec leurs propres moyens et parallèlement aux aliénistes, une nouvelle théorie de la conscience, et mettre au jour un moi hétérogène. Cette réflexion accompagnera les histoires extraordinaires des premières « personnalités multiples » qui remplissent les gazettes [22] et préoccupent alors des médecins de toutes origines.

La psychanalyse freudienne et la psychologie expérimentale, qui naissent en même temps, vont accentuer ce tournant et faire du psychisme humain leur intérêt exclusif. Mais il y a une différence essentielle entre ces deux héritiers : la psychologie va très vite avoir pour ambition non pas de guérir, mais seulement de rendre compte de ce qu'est le psychisme humain en tant qu'il est objectivable [23]. L'intitulé de la première chaire de psychologie qui est créée au Collège de France en 1889 pour Théodule Ribot est explicite : « Chaire de psychologie expérimentale et comparée ». La psychologie représente la tentative d'étudier le psychisme humain, en l'objectivant, en neutralisant les effets de l'observateur sur l'observé.

---

22. Jacqueline Carroy a fait l'histoire de cette étape de l'invention de la psychiatrie dynamique (Jacqueline CARROY, *Hypnose, suggestion et psychologie, op. cit.*).

23. On lira avec attention ce qu'en dit Michel Foucault : « Or ce fut le destin de cette psychologie, qui se voulait connaissance positive, de reposer toujours sur deux postulats philosophiques : que la vérité de l'homme est épuisée dans son être naturel et que le chemin de toute connaissance scientifique doit passer par la détermination de rapports quantitatifs, la construction d'hypothèses et la vérification expérimentale » (Michel FOUCAULT, *Dits et écrits (1954-1988)*, vol. 1, Gallimard, Paris, 1994, p. 149-150).

Elle veut être une science comme les autres. Elle va d'ailleurs très vite s'éloigner de la clinique et ce n'est pas à l'hôpital qu'elle se construit comme savoir, mais dans les écoles primaires où elle est à l'origine de batteries de tests d'intelligence. Comme l'écrit Anne Harrington : « Le cas d'Alfred Binet est tout à fait exemplaire : il commence sa carrière, dans la tradition de l'école de Charcot, en étudiant la métalloscopie et l'hypnose avec Charles Feré, développe une théorie de l'hystérie comme une des formes de personnalités multiples, mais termine sa vie comme employé au ministère de l'Éducation, à créer des tests permettant d'identifier les élèves en difficulté[24]. »

La psychanalyse, quant à elle, veut être à la fois une technique thérapeutique plus efficace, plus constante que l'hypnose en échappant aux dangers de la suggestion, et une métapsychologie en concurrence avec la psychologie expérimentale. Mais la psychanalyse ne rompt pas complètement avec ce qu'on appelait bien avant elle le « rapport », c'est-à-dire le surgissement entre le thérapeute et son patient d'un événement qui relève de l'affect, mais qui aura été rendu contrôlable par le nouveau dispositif technique inventé[25]. Freud l'appelle « transfert[26] ». La psychanalyse, quelles que soient ses prétentions, ne partagera pas les illusions d'une quantification comme la voie royale pour accéder au statut scientifique.

Mais si l'on regarde rétrospectivement le chemin par-

---

24. Anne HARRINGTON, *Medicine, Mind, and the Double Brain*, Princeton University Press, Princeton, 1989, p. 253.
25. Léon CHERTOK et Isabelle STENGERS, *L'Hypnose blessure narcissique*, Delagrange, coll. « Les empêcheurs de penser en rond », Paris, 1990.
26. On pourra se contenter de reprendre ici la définition du transfert donné par Léon Chertok et Raymond de Saussure : « Report sur la personne du thérapeute des sentiments éprouvés dans le passé par le patient à l'égard de personnages significatifs : parents ou substituts parentaux (nourriciers, éducateurs). Le contre-transfert est un phénomène de même nature que le transfert, mais comprenant cette fois les sentiments reportés par le thérapeute sur la personne du patient. Le transfert est dit positif quand les sentiments reportés sont de l'ordre de l'affection ou de l'attachement ; il est dit négatif quand il comporte hostilité ou ressentiment » (Léon CHERTOK et Raymond DE SAUSSURE, *Naissance du psychanalyste*, Payot, Paris, 1973).

couru, la filiation de la psychanalyse avec le mesmérisme concerne surtout les techniques utilisées et beaucoup moins les domaines pathologiques de prédilection. C'est d'ailleurs bien dans la manière de guérir, on l'a vu, que Mesmer définissait la spécificité de son invention. Cela n'empêche pas que l'histoire de ce qui va devenir la « psychiatrie dynamique » est une suite de « purifications » successives à plusieurs niveaux, dont les conséquences sont toujours négligées : abandon du baquet par les successeurs immédiats au profit d'autres objets (comme des arbres magnétisés), puis abandon de tout objet, restriction de la pathologie à l'hystérie par Charcot. Il s'agit en fait d'une double modification : dans les techniques, et dans les pathologies traitées. La psychanalyse naît ainsi comme une technique de traitement limitée aux névroses, dont elle donne en même temps la définition.

Les occasions ratées

Tout avait déjà mal commencé. Une lettre de Pinel à son ami et collègue René Desfontaines traduit les sentiments des aliénistes à l'égard des mesmériens : « Le gouvernement désire depuis longtemps que le public soit éclairé sur cette espèce de manie, qui n'a eu de vogue que par le crédit de ses partisans. Enfin je crois qu'on vient de lui porter le dernier coup en le mettant sur la scène. Il vient de paraître aux Italiens une pièce intitulée *Les Docteurs médecins*, dans laquelle Mesmer et Delon, ces deux chefs de sectes, sont joués avec une gaieté et une plaisanterie charmantes. On éclate de rire dans cette pièce, et si vous étiez ici, vous y trouveriez un excellent antidote contre la mélancolie. Rien n'a paru consterner les Mesmériens autant que ce dernier coup ; mais quoi qu'il en soit, il y a, parmi les dames, un zèle extrême pour cette nouvelle médecine, et comme il faut certains attouchements et un certain développement d'industrie chez le médecin qui magnétise, elles trouvent tout cela très gentil... Moi-même j'ai voulu être instruit du secret pour savoir à quoi m'en tenir, et j'ai fréquenté le baquet, et même magnétisé pendant environ deux mois... Quand la raison s'endort, j'ai un peu de penchant à prescrire aux dames la charmante manœuvre du magnétisme. Pour les hommes, je les repousse tous durement et je les envoie dans un magasin de pharmacie ; du reste, nous plaisanterons sur cette affaire quand vous reviendrez.[27] »

Cette lettre traduit bien l'échec des premières rencontres entre aliénistes et mesmériens. Les occasions d'intérêt des mesmériens pour l'aliénation ont été alors tout à fait exceptionnelles. On peut citer, parmi les exceptions, Armand de Puységur qui fut invité à faire une démonstration à la Salpêtrière par Pinel et qui rédigea en 1812 un ouvrage intitulé *Les Fous, les insensés, les maniaques, et les frénétiques ne seraient-ils que des somnambules désordonnés ?*[28]. Autre rencontre sans suite. Pinel refuse de donner un avis « faute de preuves ». Les aliénistes rendent bien aux mesmériens leur désintérêt : il faudra attendre le siècle suivant pour que des aliénistes comme Étienne Georget[29], élève d'Esquirol, tentent à nouveau d'utiliser les techniques issues du mesmérisme. Il s'agit alors d'échanges entre praticiens d'origines différentes et qui n'ont pas du tout le sentiment d'être en concurrence, comme peuvent l'être aujourd'hui un psychiatre classique et un psychanalyste. Les aliénistes considéraient dans leur grande majorité que les magnétiseurs faisaient partie des charlatans[30]. Comme l'écrit

---

27. Cité dans René SEMELAIGNE, *Les Pionniers de la psychiatrie française avant et après Pinel*, Baillière, Paris, 1930.
28. Jan GOLDSTEIN, *Console and Classify, op. cit.*
29. Étienne Georget constitue un personnage tout à fait étonnant, mais peu étudié, dans l'histoire de l'aliénisme français. On le retrouve à la croisée de tous les chemins : l'aliénisme, la philosophie, la phrénologie, le mesmérisme. Pour plus de détails sur les expérimentations de Georget sur « Pétronille et Braguette » *(sic)*, voir Jacqueline CARROY, *Hypnose, suggestion et psychologie, op. cit.*, p. 57.
30. Charcot refusera ainsi de reconnaître tout lien avec la tradition des magnétiseurs (à l'exception de Guillaume Duchenne de Boulogne). Il semble pourtant que l'apprentissage des techniques d'hypnose par les membres de son école se soit fait au cours de tels contacts.

les deux médecines

Jacqueline Carroy, « on peut penser qu'il [le magnétisme] est venu se loger dans les failles et les défaillances de la médecine officielle, à la manière d'une médecine parallèle [31] ».

Ce qui va devenir « les deux psychiatries » se présente donc à nous comme un ensemble de savoirs et de techniques organisés autour de la « relation » entre le clinicien et le patient, qui s'inventent dans une apparente ignorance l'un de l'autre, avec des ambitions thérapeutiques au départ différentes, même s'il arrive que des éléments de technique circulent. Elles partagent néanmoins, au moment de leur fondation, une conception commune de la guérison liée à la survenue (spontanée ou provoquée) d'une crise. Plus important, elles sont amenées, au siècle suivant, à se retrouver progressivement avec le même objet à penser : le psychisme humain. Et toutes les deux élaborent, chacune de son côté, une conception du moi et de la conscience, comme un espace non homogène.

Les deux corpus de connaissances et de techniques qui s'élaborent ne sont pourtant pas séparés de manière aussi étanche qu'on pourrait le croire à première vue, surtout à partir de la prise de pouvoir par Charcot à la Salpêtrière. Une certaine porosité va se créer au niveau conceptuel. Pierre Janet (1859-1947), qui était à la fois médecin neurologue et psychologue, a pu suivre les débats de l'ensemble de ceux qui s'intéressaient alors au psychisme humain, même si, après la mort de Charcot, il s'est trouvé marginalisé dans le système hospitalier. Il n'en reste pas moins que Pierre Janet fréquente les aliénistes dans les sociétés savantes comme la Société médico-psychologique [32], créée en 1852, et qui accueillait

---

31. *Ibid.*
32. Yves Edel rapporte une séance de cette société savante, en 1929, au cours de laquelle Clérambault, puis Janet, répondent aux attaques des surréalistes avec des accents communs. (Postface d'Yves EDEL et Gaëtan GATIAN DE CLÉRAMBAULT, *Passion érotique des étoffes chez la femme*, Delagrange, coll. « Les empêcheurs de penser en rond », Chilly-Mazarin, 1991.)

aussi philosophes, historiens, moralistes, poètes et ministres du culte, ou au sein du service de Jules Séglas et Jules Falret à la Salpêtrière. Pierre Janet a alors eu l'extraordinaire privilège d'être le témoin actif des travaux de Charcot, des analyses des psychologues et des philosophes, des travaux des aliénistes, et de la psychanalyse en train de s'inventer alors qu'il était lui-même un thérapeute. Et pourtant son héritage est stérile : il n'a pas donné naissance à une école ; son œuvre, qui n'inspire que l'ennui au lecteur contemporain, s'est refermée sur elle-même.

Mais au-delà même du cas très particulier de Pierre Janet, des formules et des concepts circulent, traversent les anciennes frontières, sont réutilisés, même si leur sens évolue avec ces emprunts. Ainsi le concept d'hérédité est très utile à la fois aux fondateurs de la psychologie comme Théodule Ribot et aux aliénistes comme Moreau de Tours. L'avantage du concept d'hérédité est son flou. Il constitue une sorte de compromis psychologie-somatique[33]. Comme la théorie anatomo-clinique, il permet de lier les théories sur le psychisme humain à la science de l'époque, sans présenter les inconvénients de ces lésions toujours introuvables.

On pourrait suivre aussi le mot « automatisme », créé par l'aliéniste Jules Baillarger (1809-1890) en 1845 pour décrire la scission entre l'usage direct et volontaire des facultés de la mémoire et de l'imagination, d'un côté, et leur surgissement imprévu, involontaire, de l'autre. Baillarger voit dans l'automatisme « le point de départ de tous les délires ». On retrouve l'automatisme, simultanément, chez Pierre Janet, sous la forme de l'automatisme psychologique, et plus tard (après 1900) chez Gaëtan Gatian de Clérambault, sous la forme de l'automatisme mental. Le concept d'automatisme est également présent

---

33. Ian DOWBIGGIN, « Degeneration and Hereditarianism in French Mental Medicine 1840-90 : Psychiatric Theory as Ideological Adaptation », *in* William BYNUM, Roy PORTER et Michael SHEPHERD (ed.), *The Anatomy of Madness*, Tavistock, Londres, 1985.

chez les spirites héritiers du mesmérisme, pour rendre compte de phénomènes comme l'écriture automatique par les médiums. On pourrait prendre aussi le concept de « personnalité première et personnalité seconde », qui se développe avec le somnambulisme pour décrire une pathologie provoquée, rattachable à l'hystérie, et plus tard chez Clérambault pour décrire le fonctionnement du sujet dans la psychose hallucinatoire chronique. Les contenus ne sont pas les mêmes, mais des similitudes apparaissent néanmoins qui vont au-delà des ressemblances de vocabulaire.

Aussi les « emprunts » se multiplient, en même temps que l'on assiste à des combats à fleurets mouchetés entre les deux traditions. L'aliéniste Paul Guiraud en rendra compte ultérieurement, dans sa préface à l'œuvre psychiatrique de Clérambault publiée en 1942, après la mort de son auteur, par les Presses universitaires de France : « Pour lui, l'essentiel de la psychose est l'émergence dans la conscience d'un mode de pensée inférieur et pathologique coexistant avec la pensée normale, souvent en désaccord avec elle et non reconnu par le malade comme le produit naturel de son propre psychisme. Pourquoi ces phénomènes sont-ils appelés automatisme ? Parce qu'ils semblent surgir et se développer par eux-mêmes, alors que pour notre pensée vigile normale nous avons l'intuition ou l'illusion que nous la dirigeons à notre gré, que nous faisons surgir dans notre mémoire ce que nous voulons et enfin que nous reconnaissons nos pensées comme appartenant à notre moi. Cette conception se rattache aux idées de Baillarger et Seglas, *mais elle dérive surtout, ce qui peut paraître inattendu, des théories de Pierre Janet sur l'automatisme psychologique*[34]. » (C'est moi qui souligne.)

Les deux traditions restent toutefois très opposées par leurs attaches philosophiques respectives. La psychiatrie asilaire garde de sa naissance dans la Révolution fran-

---

34. Gaëtan GATIAN DE CLERAMBAULT, *Œuvres psychiatriques*, Frénésie, Paris, 1987.

çaise et de son combat pour le monopole de la thérapeutique, une forte tonalité anticléricale, mais elle s'est assagie à partir de 1852 en renonçant à ses attaches républicaines (ce qu'elle paiera avec le retour de la République en 1870 : Charcot sera systématiquement favorisé par Gambetta). Elle est profondément matérialiste (ainsi, sans hésitations, elle fera alliance avec les phrénologistes), ou « physiologiste » pour employer la formule qui avait alors cours. Elle recherche la cause des pathologies mentales dans un dérèglement cérébral, et non pas dans l'histoire de la vie psychique du sujet. A l'inverse, l'hypnotisme intéresse les courants spiritualistes, dont Henri Bergson est un bon exemple. « Psychologie » et « philosophie » vont être pour un temps des mots employés l'un pour l'autre, indifféremment. Les héritiers de Mesmer vont très vite penser que c'est dans la vie passée et oubliée du sujet qu'il faut chercher la cause des troubles, traçant un chemin qui mène à Freud. Seul Charcot a, pour un moment, redistribué les cartes. Son diagnostic de l'hystérie est une arme contre le cléricalisme, alors que sa redécouverte de l'hypnose le tire, malgré lui, du côté des « psychologues » spiritualistes. Dans le même temps, il parle de « lésion » (« dynamique », ajoute-t-il, à la suite de Moreau de Tours) pour ne pas se séparer de la tradition anatomo-clinique. Mais Charcot ne marque pas beaucoup l'aliénisme de son époque. Jan Goldstein[35] fait remarquer que si le pourcentage de femmes qui entrent à la Salpêtrière avec le diagnostic d'hystérie a augmenté dans des proportions considérables dans les années 1880, sous l'influence de Charcot et de son école, il n'en a absolument pas été de même à Charenton, haut lieu de l'aliénisme, où ce diagnostic était porté deux fois moins souvent.

La psychanalyse va se constituer souterrainement, loin de Paris, avant de resurgir au sein de la psychiatrie, à

---

35. Jan GOLDSTEIN, *Console and Classify, op. cit.*

les deux médecines

partir de 1945[36], élargissant son champ de compétence à l'ensemble des troubles mentaux, névroses et psychoses, sans pour autant se confondre ou absorber la psychiatrie héritée de l'aliénisme. La névrose a été intégrée dans les troubles psychiques au travers des nouvelles classifications internationales ; et, chemin faisant, la psychanalyse a inventé des modes de traitement des psychoses. Soulignons au passage qu'il est difficile de distinguer ce qui est le fruit d'une véritable extension/limitation des troubles que la psychanalyse se propose de traiter, et ce qui relève de l'évolution des formes symptomatiques prises par les troubles mentaux d'une époque à l'autre[37] et donc de notre manière de les catégoriser. L'histoire du cas d'Emmy von N. témoigne de ce type de variations : alors qu'elle était un cas typique d'hystérie pour Freud et Breuer, elle sera réinterprétée à partir de 1950 comme un cas de schizophrénie (ce sera l'opinion de psychanalystes comme Suzanne Reichard). Aujourd'hui, les psychanalystes-psychiatres en feraient plutôt une « borderline »[38], c'est-à-dire un cas difficile à classer entre la névrose et la psychose.

Un autre signe de cette ambition psychiatrique de la psychanalyse est par ailleurs le besoin qu'elle a eu, comme pour combler le vide créé par sa désertion des troubles somatiques, d'inventer la médecine « psychosomatique[39] » pour décrire la transformation d'un problème psychique en une maladie somatique, retrouvant *in fine* la distinction entre le « médiatement » et l'« immédiatement » de Mesmer. Mais la psychanalyse a toujours échoué à absorber la psychiatrie, comme si elle était restée prisonnière des conditions de sa naissance : l'abord

---

36. Des tentatives auront lieu avant la guerre mais elles resteront sans suite.
37. Sur cette question, lire Georges DEVEREUX, « Les origines de la schizophrénie ou la schizophrénie sans larmes », *L'Information psychiatrique*, n° 10, p. 783-799, 1965.
38. Voir Léon CHERTOK et Raymond DE SAUSSURE, *Naissance du psychanalyste, op. cit.*, p. 167.
39. Sur cette création, voir Léon CHERTOK, *L'Énigme de la relation au cœur de la médecine*, Synthélabo, Le Plessis-Robinson, 1992.

et le traitement des seules névroses. Le signe le plus clair en est la décision d'utiliser des substances psychoactives à partir de 1952, qui a largement mobilisé le milieu psychiatrique, sans que la psychanalyse ne réussisse à y jouer un rôle central. On peut continuer, avec quelques réserves, à lui appliquer la formule utilisée par Jacqueline Carroy à propos du magnétisme : celle de « médecine parallèle ».

L'époque où ont pu se côtoyer dans les mêmes sociétés savantes, hypnotiseurs, psychologues et aliénistes n'a donc pas donné naissance à une nouvelle tradition qui serait devenue commune. Les années Charcot-Janet représentent une sorte d'occasion ratée. La psychiatrie asilaire n'a connu aucun bouleversement important avant 1952 (date de l'invention des neuroleptiques – nous y reviendrons dans le chapitre 5) : elle a continué à discuter de la classification des troubles mentaux. La psychologie expérimentale a construit son objet d'étude loin des pathologies dont les aliénistes avaient la charge. Rien n'a réussi à faire bloc.

Ce qui a été inauguré à partir de Charcot, c'est une manière de penser le psychisme qui permet la circulation et l'échange de concepts, entre les héritiers réhabilités du mesmérisme et ce qui est devenu la psychiatrie. Mais plus les idées et les concepts circulent, sont l'objet d'emprunts, d'adaptations et de transformations, plus les pratiques des uns et des autres restent séparées et étrangères.

Les raisons d'un échec

C'est donc d'un étrange croisement dont il faut rendre compte : la psychiatrie dynamique commence avec un objet thérapeutique, le baquet de Mesmer, et se purifie par étapes successives pour se transformer dans notre actuelle psychanalyse dont une des grandes caractéristiques est d'avoir totalement renoncé aux objets thérapeutiques. De son côté, Pinel commence par exclure le recours aux substances pharmaceutiques, au profit d'un traitement seulement « moral », mais il donne naissance à la psychiatrie médicale qui se stabilise justement avec l'utilisation de médicaments psychotropes en 1952.

En inventant le traitement moral, Pinel proposait une nouvelle technique thérapeutique qui va poser problème aux médecins : il ne s'agit pas d'une médication somatique, mais psychologique. Pourquoi les médecins seraient-ils donc les plus aptes à l'utiliser ? Le savoir médical et les techniques médicales sont, presque par nature, de type somatique. Elles n'ont jamais prétendu constituer un champ de connaissances psychologiques en tant que tel. Michel Foucault parle de « l'étrange imperméabilité de la médecine à la psychologie ». La psychologie serait « l'envers de ce qui, depuis des siècles a constitué la pratique médicale [40] ». Or, c'est bien de cela qu'il s'agit avec le traitement moral. Le cas de la Grande-Bretagne est particulièrement intéressant car la polémique entre médecins et non-médecins (en premier lieu les religieux) pour savoir qui est le plus apte à administrer un traitement « moral » fera rage (l'initiateur emblématique du mouvement de réformes – Samuel Tuke – n'est d'ailleurs pas médecin, à la différence de Pinel). L'aliénisme va être hanté par la recherche de causes somatiques à l'origine des pathologies mentales. Mais plus les aliénistes développent une conception organiciste de la maladie mentale, plus l'intérêt et même la possibilité d'un traitement moral des aliénés deviennent contradictoires. Pinel lui-même avait d'ailleurs affirmé que la réussite du traitement moral excluait l'idée d'une lésion organique du cerveau. Nous reviendrons dans le chapitre 4 sur la tentative phrénologique, mais ce qui a constitué le véritable échec du traitement moral, c'est l'adoption de la théorie de la dégénérescence. Jacques Moreau de Tours (1804-1884) fut le premier à introduire l'idée d'hérédité

---

40. Michel FOUCAULT, *Dits et écrits (1954-1988)*, vol. 1, *op. cit.*, p. 149-150

au tournant de l'année 1850. Mais c'est à Bénédict Morel (1809-1873) que l'on doit la théorie de la dégénérescence qui survivra longtemps à la démonstration de son caractère non scientifique. La théorie de la dégénérescence renvoie les maladies mentales à « une déviation maladive de l'espèce[41] ». Le traitement doit être essentiellement préventif[42] (eugénisme, prophylaxie, hygiène morale et physique).

On peut tenter une hypothèse supplémentaire plus risquée pour expliquer l'échec du traitement moral. Une autre contradiction a miné les ambitions qui étaient celles du traitement moral. On ne peut en effet qu'être étonné par la faible consistance des techniques précises que recouvre cette formule. En analysant les récits de Pinel et d'Esquirol, Jan Goldstein a, on l'a vu, mis en évidence le thème de la crise et de la théâtralité. Mais l'appareillage apparaît souvent inconsistant et peu susceptible d'être théorisé. Très vite, le traitement moral se limitera à un code de bonnes conduites envers les malades. On pourrait penser que l'institution du traitement moral était une mission impossible du fait même de ce qui le fonde : la conception universaliste de l'être humain.

On est en droit de se poser la question : peut-on élaborer un traitement du psychisme, penser sa reconstruction, dans un cadre qui soit universaliste ? Autrement dit, s'il fallait une nouvelle définition de l'être humain pour opérer la réintégration du fou, cette même définition ne prive-t-elle pas le thérapeute de tous les outils culturels particuliers sans lesquels il n'y a pas de techniques psy-

---

41. François BING, « La théorie de la dégénérescence », in Jacques POSTEL et Claude QUETEL, Nouvelle histoire de la psychiatrie, op. cit.
42. Le 8 juillet 1936, la commission de surveillance des asiles publics d'aliénés de la Seine écrit encore : « Considérant que le nombre des aliénés augmente dans des proportions alarmantes, qu'il n'est pas douteux que l'hérédité soit une des causes principales de cette déplorable progression, et estimant qu'il est du devoir des pouvoirs publics de prendre d'urgence des mesures tendant à préserver l'avenir de la race française, a l'honneur de demander à monsieur le ministre de la Santé publique de rechercher les moyens de faire pénétrer dans les familles françaises, en vue d'encourager la pratique de l'eugénisme volontaire, la notion de l'hérédité propagatrice des maladies mentales. »

chologiques efficaces ? On pourrait même poser cette question en se situant dans la tradition psychanalytique : peut-on concevoir un traitement qui ne se situerait pas dans un système commun de représentations entre le thérapeute et le patient ?

L'être humain en tant qu'universel est une abstraction. La construction d'un être humain passe par la construction d'un être de culture particulière, et c'est seulement à travers cette construction particulière qu'il peut accéder à l'universel. Le psychisme est fait avec de la culture. On ne peut agir sur lui indépendamment de ces outils culturels. La grande leçon de l'ethnopsychiatrie, c'est bien qu'on ne peut pas soigner un être humain en dehors de ses références culturelles. Ce qui existe de plus universel dans l'être humain, c'est sa réalité biologique et non sa vie psychique. Cette réalité biologique se trouve donc, paradoxalement, représenter la forme la plus abstraite de sa réalité. L'universalisme des fondateurs de l'aliénisme ne pouvait donc que les emmener sur le terrain de l'organicisme. Un exemple extrême des conséquences de l'universalisme sur la pratique psychiatrique est rapporté par Ian Dowbiggin ; il se déroule en 1862 dans le village de Morzine (Alpes) : « Les villageois souffraient de convulsions répétitives et de contraintes hystériques, qui conduisaient les gens du coin à croire qu'ils étaient tous possédés du démon. Se posant en combattants de l'épidémie déterminés à chasser les causes naturelles de cette contagion morale, les médecins vinrent à bout de l'épidémie en envoyant la plupart des malades à l'hôpital et en prenant la place du clergé local avec l'aide d'un petit détachement de l'infanterie et d'une brigade de gendarmerie [43]. »

L'universalisme combiné à l'organicisme rendait impossible tout développement fructueux du traitement moral. Ils barraient la route au développement de techniques fondées sur l'influence.

---

43. Ian Dowbiggin, *La Folie héréditaire, op. cit.*, p. 123.

Dans le même temps, les techniques fondées sur l'influence ont déçu. Plus on objectivise la suggestion pour observer un « état modifié de conscience », comme l'ont tenté les psychologues, moins elle est perceptible, isolable en tant que telle. La suggestion est inconstante, comme les résultats thérapeutiques qu'elle permet d'induire. Elle apparaît comme impossible à « dompter » pour être incluse dans une technique aux effets toujours reproductibles. Elle ne se laisse pas, à la différence de nos autres savoirs modernes, réduire pour pouvoir ensuite constituer le noyau d'un savoir et d'une pratique.

On a le sentiment d'une contradiction entre l'effort qu'il faut faire pour cerner ce qu'est la suggestion, d'un côté, et, de l'autre, les savoirs dont il faut avoir la possession pour en faire un outil thérapeutique. Comme si les deux efforts n'arrivaient pas à se recouper. Plus on purifie les techniques de suggestion de ce qui semble inutile et n'être que du contexte plus ou moins folklorique, plus elles semblent perdre, insensiblement, en efficacité. Au bout du processus, on ne trouvera plus que la bonne volonté et la gentillesse du médecin. La médecine moderne et la psychologie ont pris l'habitude de penser que la bonne volonté du thérapeute, le fait qu'il soit attentif et à l'écoute du patient (avant Pinel et l'invention du traitement moral on appelait cela la « consolation »), suffisait pour que le « supplément d'âme » de la relation s'ajoute dans de bonnes conditions. C'est sans doute naïf et loin des enjeux qui apparaissent dans l'histoire de la formation de nos savoirs modernes telle que nous avons essayé d'en rapporter quelques points saillants.

Quelques années avant qu'une commission formée de scientifiques étudient la réalité du fluide mesmérien, une autre commission avait été formée, en 1775, pour juger des pratiques d'un prêtre, le père Johan Joseph Gassner, célèbre dans le Wurtemberg pour ses pratiques d'exorciste [44]. Cette commission nommée à Munich par le

---

44. Henri ELLENBERGER, *Histoire de la découverte de l'inconscient, op. cit.*

les deux médecines

prince-électeur Max Joseph de Bavière invita Mesmer à témoigner. Celui-ci aida à déconsidérer son rival : Mesmer pouvait obtenir les mêmes résultats que lui sans faire appel aux procédures de l'exorcisme. Quelques années plus tard, les commissaires montrèrent qu'ils pouvaient également obtenir des résultats sans l'appareillage de Mesmer. Gassner dut se retirer dans une petite paroisse. Comme l'écrit Ellenberger : « Guérir ne suffit pas, il faut guérir en se conformant aux méthodes reçues dans la société. » En d'autres mots, guérir ne suffit pas, il faut guérir pour de « bonnes » raisons... Mais il restera toujours que les raisons pour lesquelles ils guérissent ne sont pas le plus important aux yeux des malades !

On peut rapprocher ce récit d'un autre, pour illustrer comment la passion de la vérité nous définit. Philippe Descola raconte comment les chamanes opèrent chez les Indiens Achuars avec les *tsentsak*, sortes de fléchettes symboliques que les chamanes conservent dans certaines parties de leur corps et utilisent soit pour rendre malade, soit pour guérir : « Reste la régurgitation des *tsentsak* présentées au public, en fait un simple exercice de prestidigitation, Tunki ayant auparavant placé discrètement les morceaux de verre dans sa bouche, ainsi qu'il m'en avait prévenu en toute ingénuité. Formulées sur le ton de connivence paternaliste d'un patron révélant à l'apprenti les petits trucs du métier, ses raisons n'en sont pas pour autant déshonorantes. [...] Si Tunki recourt à de petites fraudes, c'est surtout parce que les bons vieux mots de la langue ordinaire sont impuissants à exprimer autrement que d'une manière métaphorique l'ensemble des expériences physiques et mentales que le chamane traverse au cours de la cure. [...] Ce n'est donc pas par charlatanisme qu'ils recourent à de petits artifices, ou simplifient dans des métaphores accessibles les opérations qu'ils exécutent, mais parce qu'il y a un trop-plein de sens dans l'expérience totale de la transe que le discours ordinaire n'a pas la faculté de rendre de façon adéquate[45]. »

---

45. Philippe DESCOLA, *Les Lances du crépuscule, op. cit.*, p. 364.

Ce texte de Philippe Descola est intéressant, autant dans la description de la technique qui est celle des chamanes Achuars, que dans la réaction de l'ethnologue. Il n'a pas fait de la question de la vérité, un préalable à la mise en récit d'une expérience où le sujet va être modifié (médiatement ou immédiatement, aurait dit Mesmer) et où une guérison pourra s'ensuivre. Ce type d'agencement de raisons est devenu impossible en Occident. Il n'est pas indifférent de soigner par magnétisme avec ou sans baquet. Certes, la « suggestion » continue à exister, et des effets de guérison à se manifester, avec ou sans baquet, comme l'ont mis en évidence les travaux des deux commissions. Mais est-ce de manière aussi efficace ? Toutes les situations de suggestion se valent-elles ?

La relation d'influence est efficace autant qu'elle est instable, difficilement contrôlable et donc dangereuse. Les mesmériens le savaient, comme on le sait dans les sociétés traditionnelles. Freud s'en est brutalement rendu compte, quand une patiente sortant de son état hypnotique, lui a sauté au cou : « Je fis un jour une expérience qui me montra sous un jour des plus crus ce que je soupçonnais depuis longtemps. Comme ce jour-là je venais de délivrer de ses maux l'une de mes plus dociles patientes, chez qui l'hypnose avait permis les tours de force les plus réussis, en rapportant ses crises douloureuses à leurs causes passées, ma patiente en se réveillant me jeta les bras autour du cou. L'entrée inattendue d'une personne de service nous évita une pénible explication, mais nous renonçâmes de ce jour et d'un commun accord à la continuation du traitement hypnotique. J'avais l'esprit assez froid pour ne pas mettre cet événement au compte de mon irrésistibilité personnelle et je pensais maintenant avoir saisi la nature de l'élément mystique agissant derrière l'hypnose. Afin de l'écarter ou du moins de l'isoler, je devais abandonner l'hypnose. » Selon Léon Chertok, qui rapporte cette phrase de Freud écrite en 1925, c'est cet événement qui le décida vraiment à abandonner l'hypnose et à adopter un autre dispositif technique. Mais il

les deux médecines

inventa le transfert dans le même mouvement, où un tiers apparaît : c'est par erreur que le patient se met à avoir une réaction affective forte avec le thérapeute, c'est à quelqu'un d'autre que ces sentiments s'adressent.

Ce problème de la « réciprocité » sera l'objet de controverses [46]. Jacqueline Carroy en restitue les termes : « La question se pose de l'origine de l'influence : vient-elle du magnétiseur ou du magnétisé ? Quel est le *primum movens* de la mise en rapport ? Est-ce, selon les apparences, l'opérateur, ou, à l'encontre de celles-ci, le sujet [47] ? » Autrement dit, il existerait des techniques thérapeutiques, celles à base d'influence ou de suggestion, qui interdiraient de « stabiliser » le rapport entre le thérapeute et le patient et ne permettant pas de constituer le psychisme en objet de science, au sens restreint du mot science. De Joseph Deleuze (1753-1835) à Joseph Delbœuf (1831-1896), la question de la symétrie ne cessera de faire l'objet de discussions chez les praticiens du magnétisme, puis de l'hypnose. Une des affirmations du magnétiseur Deleuze doit retenir notre attention : « La foi est nécessaire au magnétiseur, sans elle il agira faiblement, mais elle n'est point nécessaire à celui qu'on magnétise. » Ou encore : « C'est la croyance qui magnétise ou qui met le magnétisme en action. Sans doute. Mais ce n'est point la croyance de celui qui est magnétisé : c'est la croyance du magnétiseur. J'en dis autant de l'imagination. Il peut se faire que l'imagination du magnétiseur donne plus d'énergie à son action : mais l'imagination du magnétisé n'a nul besoin d'être excitée pour que l'action soit tout ce qu'elle peut être [48]. » On retrouve le problème auquel ont été confrontés, sous une

---

46. Comment ne pas penser à ce qu'en dit Marcel Proust ? « Les hommes qui ont été quittés par plusieurs femmes l'ont été presque toujours de la même manière à cause de leur caractère et de réactions toujours identiques qu'on peut calculer : chacun a sa manière propre d'être trahi, comme il a sa manière de s'enrhumer » (Marcel PROUST, *Albertine disparue*, Gallimard, Paris, 1954).
47. Jacqueline CARROY, *Hypnose, suggestion et psychologie, op. cit.*, p. 64.
48. Joseph DELEUZE, *Défense du magnétisme animal contre les attaques dont il est l'objet dans le Dictionnaire des sciences médicales*, Belin-Leprieur, Paris, 1819.

autre forme, les expérimentateurs de l'effet placebo : ce n'est pas la crédulité des patients qui est un point de départ possible pour comprendre ce qui se passe.

Mais si c'est la croyance du magnétiseur qui est indispensable, d'autres praticiens insistent sur le rôle d'initiateur du patient, là où on aimerait trouver le thérapeute. Ainsi Joseph Delbœuf écrit : « Sans doute il y a une action indéniable de l'hypnotiseur sur l'hypnotisé – tel maître, tel disciple. Mais les sujets eux-mêmes, le premier en date principalement, façonnent, si je puis ainsi parler, celui qui les manie et lui commandent à son insu, sa méthode et ses manœuvres[49]. »

Les sociétés qui ont su organiser la transmission des savoirs sur la suggestion ont inventé dans le même temps des moyens pour « stabiliser » une relation dont les dangers sont pris au sérieux. Le magnétisme animal en a utilisé deux : les consultations collectives et l'utilisation d'un objet thérapeutique, le baquet. Les descriptions faites des séances de magnétisme animal laissent penser que la relation entre le thérapeute et le patient était beaucoup plus risquée quand elle avait lieu en face à face, sans le baquet.

Voilà donc posé le problème des objets thérapeutiques. Ils sont, en parallèle à la suggestion, les grands perdants de l'histoire de la « psychiatrie dynamique ». On peut tout à fait faire l'hypothèse que, en en technicisant la relation thérapeutique, ils permettent de stabiliser une relation symétrique (on pourrait même dire qu'ils la rendent possible), c'est-à-dire une relation où l'on n'a pas renoncé à l'influence qui guérit. Réduire les objets thérapeutiques, qui ne sont pas des médicaments contenant une substance chimique biologiquement active, à l'effet placebo est donc une démarche mutilante : ils s'inscrivent dans une relation thérapeutique singulière et la définissent. Pour cela, ils peuvent prendre les formes les plus diverses. Le placebo occidental ne doit plus être conçu

---

49. Cité par Jacqueline CARROY, *Hypnose, suggestion et psychologie*, op. cit.

les deux médecines

comme le degré zéro de l'activité thérapeutique, mais comme un cas particulier d'objets stabilisateurs.

Une science des objets thérapeutiques, et parmi ceux-ci des psychotropes (qui ne se confondrait pas à ce que les études contre placebo nous apprennent sur eux, mais qui en rendrait compte avec l'effet placebo), ne peut se construire que dans le même mouvement où nous construirons une science de la suggestion. Nous entendons science au sens large, incluant les sciences dites de terrain et pas seulement les sciences expérimentales[50]. Sans techniques de suggestion, les médicaments sont orphelins et peuvent se transformer en substances redoutablement dangereuses. Mais sans objets thérapeutiques, les techniques de suggestion sont vouées à une sorte de dégénérescence. L'un et l'autre se tiennent, en miroir. Or, comme en témoigne l'histoire des paysans de Morzine, on verra que c'est le statut donné au symptôme, aussi bien par la psychanalyse que par la psychiatrie biologique, qui constitue le point d'ancrage de tous ces effets en miroir. C'est là que notre passion de la vérité se paie au prix fort.

---

50. Sur cette distinction, voire Isabelle STENGERS, *L'Invention des sciences modernes, op. cit.*

4

Le symptôme, ou la passion de la vérité

Il y a un absent de taille dans les filiations que nous avons essayé de reconstituer à grands traits : l'ensemble de ceux qui ont constitué un champ de recherche autour du cerveau organe, pour en faire le siège du psychisme. Le cerveau et la pensée intéressent les explorateurs du cerveau que sont au XIXe siècle les anatomistes et aujourd'hui les neurobiologistes. Or, leur histoire vient recouper et nourrir celle des thérapeutes à l'origine de la psychiatrie biologique, mais aussi de la psychiatrie dynamique.

Ce détour est indispensable pour essayer ensuite de mieux comprendre les modes d'invention et les usages des psychotropes. Nous avons, aujourd'hui, un idéal qui nous semble tellement évident que nous avons du mal à l'interroger : les médicaments doivent agir au plus près des *causes* des troubles mentaux ; troubles mentaux qui se manifestent à nous sous la forme d'ensembles de symptômes. Nous voulons interroger cette évidence, reconstituer les chemins qui nous ont amenés à construire les systèmes modernes de psychopathologie.

Qu'entend-on par « au plus près des causes » ? Cela suppose que les symptômes renvoient à une cause, ou tout au moins à un mécanisme interne. Est-ce si évident ? Comment cette idée est-elle apparue ? Et qu'implique-t-elle au niveau thérapeutique ? Y a-t-il continuité ou discontinuité entre les premières explications articulant phénomènes psychologiques et causes internes et nos explications actuelles ?

L'alliance qui apparaît dominante, à tout observateur des modes de prescription des psychotropes aujourd'hui, est celle qui s'est tissée entre les psychiatres biologistes et les spécialistes de la physiologie cérébrale. Le rêve qui a parcouru tout le XIXe siècle semble réalisé. L'intégration de la psychiatrie à la médecine impliquait la recherche permanente d'un fondement somatique. Cette recherche a pris des noms différents, de la tentative d'appliquer la méthode anatomo-clinique à l'invention de la notion de « lésion dynamique » qui constituait une sorte de compromis (comme la notion de « lésion de l'attention » que l'on trouve dans certains textes d'Esquirol), en passant par la théorie de la « dégénérescence héréditaire ».

Aujourd'hui, il y a une interaction étroite entre les hypothèses biologiques sur les récepteurs et les catécholamines[1] qui définissent le fonctionnement du système nerveux central, d'un côté (et auquel nous essayons de renvoyer les différentes pathologies) et le dispositif de création, de mise à disposition et de prescription de nouveaux médicaments, de l'autre. Cette mise en relation ne va pas de soi car elle élimine un autre usage possible des psychotropes : comme adjonction pour moduler des effets psychologiques, s'inscrivant dans une action relevant des techniques de suggestion. Ce type d'usage n'a pas été inventé, ou pas encore été inventé. Mais on peut

---

1. Les cellules des organismes vivants communiquent entre elles de plusieurs manières : à distance avec les hormones, entre cellules proches ou sur elles-mêmes avec les cytokines, les neurotransmetteurs éicosanoïdes et les radicaux libres. Ces messages sont transmis par l'intermédiaire de récepteurs constitués de molécules de différentes natures.

aussi tenter une hypothèse plus risquée : nous aurions inventé des usages « psychologiques » des psychotropes, sans les théoriser. La théorisation serait barrée par la séparation entre psychiatrie biologique et psychiatrie dynamique.

On pourrait dire, pour prendre un exemple, qu'à une théorie de la guérison passant par une crise pourraient correspondre l'utilisation et la mise au point de médicaments facilitant la crise souhaitée (ce qui a été partiellement fait entre les deux guerres, comme on le verra, mais jamais avec des psychotropes). A un autre modèle de soin, plus moderne, par abrasion des manifestations déstabilisantes du trouble, correspond la nécessité d'un autre type de psychotropes. C'est dans ce second paradigme que nous agissons aujourd'hui, sans être complètement capables de rendre compte de la différence entre ces deux modèles et de ce qu'ils impliquent et donc de ce qui s'est joué au tournant de 1952. Les deux paradigmes sont souvent incompatibles, même s'ils peuvent coexister : avec la grille d'interprétation qui nous est donnée dans le second cas, aujourd'hui dominant, le premier usage semble aggravant. A l'inverse, l'usage fait dans le second cas, au regard du modèle de la crise, pourrait être interprété comme chronicisant[2]. Le modèle théorique que nous utilisons n'est donc pas indifférent au jugement que nous portons sur l'action d'une médication.

En introduisant des éléments d'histoire récente de la recherche sur le cerveau, nous pourrons mieux comprendre ce que nous avons inventé et continuons à inventer. Car l'histoire des sciences a une fonction déstabilisante qui nous intéresse, quand elle est capable de faire appa-

---

[2]. C'est ce qui nous semble avoir été démontré dans un livre récent sur l'entrée dans la psychose (Henri GRIVOIS, *Naître à la folie*, Synthélabo, Le Plessis-Robinson, 1992). D'une manière générale, nous avons le sentiment que des auteurs d'origines différentes réfléchissent aujourd'hui pour construire de nouveaux systèmes de références permettant de juger l'action des psychotropes. Lire par exemple, Vassilis KAPSAMBELIS, *Les Médicaments du narcissisme. Métapsychologie des neuroleptiques*, Synthélabo, Le Plessis-Robinson, 1994.

les deux médecines

raître des continuités largement ignorées par les protagonistes des débats actuels.

Le cas de la phrénologie

La phrénologie a constitué la première tentative de créer un témoignage stable, somatique, capable de rendre compte de manifestations symptomatiques. Elle va s'imposer à partir de 1800, soit au moment même où s'impose le traitement moral, comme une science respectable pendant une très courte période, mais triomphante en France de 1830 à 1848, avant d'être marginalisée progressivement. Il est fréquent d'opposer les techniques, les ambitions et les savoirs phrénologiques à la vraie science du cerveau qui naîtrait grâce à Paul Broca (1824-1888), vingt ans plus tard. Le fondateur de la phrénologie, Franz Joseph Gall (1758-1828) est un perdant de l'histoire des sciences et il a rarement eu un traitement digne de l'ampleur de ses travaux et de sa réputation chez ses contemporains. Il est un peu trop facilement traité avec dérision par les spécialistes modernes du cerveau, les psychologues ou les historiens des sciences, ce qui est surtout un moyen de ne pas avoir à rendre compte d'éventuels héritages.

La phrénologie est une tentative pour articuler trois ensembles de connaissances entre eux[3] : des connaissances issues de l'anatomie (les historiens reconnaissent que Gall était un grand anatomiste), une analyse classificatoire des « penchants humains », ou « fonctions[4] » mentales, et une technique d'examen du crâne (la cranioscopie). Le crâne est censé reproduire la forme du cortex cérébral sous-jacent : chaque penchant humain inné

---

3. On se rapportera au livre de Georges LANTERI-LAURA, *Histoire de la phrénologie*, PUF, Paris, 1970. Ainsi qu'au livre de Anne HARRINGTON, *Medicine, Mind and the Double Brain*, *op. cit.*
4. C'est avec la phrénologie que la notion de « fonctions » mentales est entrée dans le vocabulaire.

est localisé dans une partie précise du cerveau et le développement de cette partie reflète l'importance de ce penchant. Ainsi devrait-on pouvoir faire de la « pronostication », c'est-à-dire mettre au jour les penchants naturels des différents individus, grâce à un système (une « clinique »), élaboré empiriquement, de corrélations entre des comportements humains et des formes de crânes. Les adeptes de la phrénologie reconnaîtront ses insuffisances, mais, comme pour toute science, ils acceptent son incomplétude et renvoient régulièrement à des éclaircissements à venir.

Les aliénistes adhéreront avec enthousiasme à ce programme matérialiste. Selon Lantéri-Laura, même Esquirol fut un « sympathisant précoce mais indépendant » de Gall : ils firent certaines consultations ensemble. La phrénologie fait du cerveau l'organe de la pensée. Gall établit que les troubles psychiques, comme la manie, ont leur origine dans le cerveau et ne relèvent pas d'un trouble digestif comme le croyait Pinel et sans doute, au moins au début de sa carrière, Esquirol. La phrénologie crée une « physiologie » (au sens ancien de ce terme[5]) de l'esprit, c'est-à-dire le transforme en objet d'étude scientifique, non séparé de l'étude du cerveau, puisqu'elle prétend établir un lien de causalité précis entre des données physiques et des données psychologiques. Gall peut ainsi également donner une interprétation physiologique du somnambulisme, état dans lequel il y aurait conservation des fonctions végétatives et abolition incomplète des fonctions animales.

Pour les aliénistes, la phrénologie a surtout l'avantage de venir les conforter dans leur lutte pour que le traitement des aliénés soit réservé aux médecins et ne relève

---

5. Le mot physiologie a un sens beaucoup plus large au XIXe siècle qu'aujourd'hui. Il se rapporte à la somme de toutes les connaissances que l'on peut avoir sur une fonction. « La physiologie du cerveau est entendue comme tout un groupe relativement systématisable et relativement disparate de remarques et de conjectures qu'on peut élaborer, eu égard au fonctionnement du cerveau » (Georges LANTERI-LAURA, *Histoire de la phrénologie*, op. cit., p. 46).

les deux médecines

pas d'un positionnement éthique qui laisserait une place aux congrégations de religieux. On a vu que le traitement moral créait en effet un dispositif contradictoire : vouloir donner le monopole du traitement des aliénés aux médecins alors que ce dont il s'agit n'est justement pas un traitement médical mais un traitement que nous appellerions aujourd'hui psychologique. Ce fut encore plus évident en Angleterre, où l'idée même de « traitement moral » pouvait laisser entendre que le traitement en question ne devait pas relever de l'art médical[6]. La phrénologie vient miraculeusement rétablir la médecine dans ses droits : elle donne au traitement moral une base scientifique et somatique. Aussi, il n'est pas étonnant que la phrénologie ait constitué le « milieu dense » dans lequel a baigné l'aliénisme de la première partie du XIXe siècle. Elle aurait de ce point de vue, selon l'historien anglais Roger Cooter[7], joué le même rôle que la psychanalyse après la Seconde Guerre mondiale.

La phrénologie avait l'avantage de rester vague sur les techniques thérapeutiques à employer. Elle ne constitue pas à ce niveau un corps de doctrine, mais se contente de confirmer la possibilité d'éduquer et renforcer certaines parties du cerveau, en changeant les centres d'intérêt du patient, en agissant sur son environnement. De nouvelles occupations et des jeux adaptés peuvent restaurer un bon équilibre entre les différentes parties du cerveau. La santé mentale doit être le résultat d'un exercice quotidien du cerveau. C'est l'inactivité de certaines de ses parties qui amène un déséquilibre à l'origine de l'aliénation mentale. Le cerveau fonctionne comme les muscles de l'organisme. Certains phrénologues constateront même une inflammation (une augmentation de température) de certaines parties du cerveau chez les aliénés, faisant ainsi de la maladie mentale une maladie comme

---

6. Voir Roger COOTER, « Phrenology and Britisch Alienists, ca. 1825-1845 », *in* Andrew SCULL (ed.), *Madhouses, Mad-doctors and Madmen, The Social History of Psychiatry in the Victorian Era, London, op. cit.*
7. *Ibid.*

les autres. Le traitement moral se voit confirmé comme traitement relevant de l'art médical. La phrénologie contribue aussi à le banaliser et à le transformer en une pratique humaniste, teintée de moralisme, de simple bon sens.

La phrénologie donne aussi l'outil permettant de comprendre l'échec de l'anatomo-pathologie : elle distingue trouble fonctionnel et trouble structurel. Une maladie peut exister, comme maladie corporelle, sans modifier la structure organique : elle modifie seulement le mode d'action de l'organe. C'est le cas de l'aliénation mentale, mais aussi des conduites immorales, de plus en plus intégrées dans une conception commune.

Mais la phrénologie ne restera pas cantonnée à un débat avec le corps médical. Elle va provoquer un immense intérêt dans des milieux très divers, philosophiques mais aussi politiques. Ainsi Auguste Comte sera-t-il un adhérent fervent des théories de Gall : elles doivent, selon lui, remplacer la psychologie, qui n'a pas alors un statut scientifique indépendant mais est liée à la philosophie idéaliste et officielle (dite « éclectique ») représentée par Victor Cousin. Le nouveau matérialisme phrénologique s'inscrit dans le courant « localisateur » et vient embarrasser les partisans de l'âme, ou « unitaires ».

La phrénologie ne peut donc pas être réduite à une théorie scientifique erronée, en attente d'une vraie fondation. On peut lui faire d'autres reproches, qui ne tiennent pas à sa définition limitée (relations parties du cerveau-penchants humains, reflets dans la forme du crâne). Elle produit, simultanément et de manière inséparable, des connaissances sur le cerveau, sur le comportement humain, sur l'éthique, sur ce qu'est le naturel, sur la manière de juger, sur les nécessaires réformes sociales, etc. Elle participe d'une interprétation du monde et comme telle devint le symbole de l'opposition libérale sous la Restauration en France. Elle est matérialiste, antimystique, antithéologique, et anticléricale, comme l'écrira le philosophe Jean-Philibert Damiron en 1828, année de

les deux médecines

la mort de Gall[8]. En France, on est pour la phrénologie quand on est pour la République. Cela n'était pas fait pour gêner la grande majorité des aliénistes qui se considèrent comme les héritiers de Pinel et à travers lui des idéaux de la Révolution auxquels ils ne renonceront qu'au milieu du XIXe siècle, au moment de la fondation de la Société médico-psychologique (1852), qui marque la fin de la domination de la phrénologie. En Angleterre, la phrénologie s'identifie à une position politique du même type, intermédiaire entre les whigs et les owenistes d'extrême gauche[9]. Il faut avoir en tête que Napoléon III prend au même moment le pouvoir et ne laisse aucun espace aux idées républicaines. Les aliénistes sauront s'adapter à ces nouvelles contraintes comme en témoignent les textes de fondation de leur nouvelle société savante. L'adoption de la théorie de la dégénérescence héréditaire permettra de nouvelles alliances.

Dans son mouvement d'extension et de popularisation, la phrénologie a présenté une autre caractéristique, qu'elle partage avec le mesmérisme : elle est populaire. Elle fait l'objet de démonstrations publiques, de mises en scène qui en font quasi un spectacle parisien. Elle ne reste pas confinée dans le milieu scientifique, mais devient un savoir populaire partagé. Il ne s'agit pas là de « vulgarisation » au sens moderne du terme. La vulgarisation respecte la séparation entre les lieux d'élaboration des savoirs et les lieux de leur diffusion, sous contrôle des premiers. Dans la vulgarisation, le public n'est pas appelé à se prononcer, à participer aux enjeux des propositions qui sont faites ; il est seulement appelé à essayer de comprendre. La phrénologie convoque le public pour qu'il participe de son invention : on présentera un sujet au phrénologiste qui devra s'efforcer de

---

8. Voir Jan GOLDSTEIN, *Console and Classify*, *op. cit.*, p. 255.
9. Steven Shapin a étudié l'intrication de la phrénologie et de la politique à Édimbourg (Steven SHAPIN, « La politique des cerveaux : la querelle phrénologique au XIXe siècle à Édimbourg », *in* Michel CALLON et Bruno LATOUR (sous la direction de), *La Science telle qu'elle se fait*, La Découverte, Paris, 1991).

mettre au jour certains de ses traits de caractère par palpation de son crâne. Le public sera appelé à juger[10]. La phrénologie ne construit pas la science contre l'opinion, mais prétend pouvoir faire bloc entre les deux. De ce point de vue, elle n'est pas moderne mais fonctionne sur le même mode que les charlatans.

Elle appartient au même monde que le mesmérisme, qui n'a jamais réussi à isoler des pratiques entre scientifiques de pratiques publiques. Le XIXe siècle a fait du sujet hypnotisé un objet d'expérimentation et de mise en scène. C'est ainsi que l'on peut comprendre les tentatives de phréno-mesmérisme, en particulier en Angleterre.

Le débat reste ouvert sur la filiation entre Gall et Broca. Et pourtant le fait de faire commencer le travail proprement scientifique sur le cerveau et ses fonctions avec Broca ne va pas de soi. Pas plus que Gall, Broca ne produit un savoir scientifique pur. Nous en prendrons deux exemples qui ont l'avantage d'être devenus particulièrement insoutenables. Ses travaux sur l'asymétrie du cerveau humain l'amènent à distinguer, dès 1860, entre « races perfectibles » et « races inférieures » qui résistent même à l'effort d'éducation menées par les premières. Les races de couleur sont incapables de se gouverner elles-mêmes. Broca dit le regretter, « en tant qu'homme libéral », mais être obligé de l'accepter, « en tant que scientifique ». Le problème, c'est qu'il est impossible de distinguer entre ce qui est la conséquence de ce type d'études et ce qui en est la motivation : il y a coproduction. Et celle-ci sera à la base de la fondation de la Société d'anthropologie. Autres théories coproduites avec les faits, celles qui prouvent la supériorité des hommes sur les femmes. Toute une génération « fera science » avec ce type de matériel : Gustave Le Bon qui explique que le cerveau des femmes est plus proche de celui des

---

10. En Angleterre, on prétend pouvoir former à la cranioscopie en une heure, ce qui participe de la lutte contre les savoirs officiels.

les deux médecines

gorilles que de celui des hommes, Cesare Lombroso qui produit la théorie du « criminel de naissance », etc.

Mais ce qui nous semble distinguer le plus clairement Broca de la phrénologie, c'est la séparation des pratiques scientifiques de l'opinion. En ce sens, Broca fonctionne comme un savant moderne et il crée une situation qui permet de lui pardonner ses erreurs et d'en faire un fondateur respectable.

Jean-Martin Charcot mis sur la piste de l'hypnose par Claude Bernard

Nous avons vu au chapitre 2 comment la question de l'influence avait resurgi de manière puissante et imprévue avec la mise en place d'épreuves destinées à démontrer l'efficacité des médicaments modernes. Cette question de l'influence avait été niée, rejetée dans le passé charlatanesque de la médecine. La preuve était une nouvelle fois faite qu'on ne s'en débarrasse pas facilement. Jean-Martin Charcot en fit l'expérience au siècle précédent à la manière aussi d'un vrai événement.

Jusqu'à la fin du XIXe siècle, l'hypnose était confinée dans la marginalité. Elle en sortira grâce à Jean-Martin Charcot. Avant que Charcot ne présente une communication à l'Académie des sciences en 1882, celle-ci avait décidé de ne plus examiner aucune proposition portant sur le magnétisme animal, ancêtre de l'hypnose, au même titre que celles portant sur la quadrature du cercle ou sur le mouvement perpétuel, considérées de la même manière [11]. Aussi le risque pris par Charcot peut surprendre et traduit l'existence d'un bouleversement important dans les rapports de forces. D'où vient son intérêt pour

---

11. Sur le passage du magnétisme animal à l'hypnose, lire Michael CLARK, « The Rejection of Psychological Approaches to Mental Disorder in Late Nineteenth-Century British Psychiatry », *in* Andrew SCULL, *Madhouses, Mad-Doctors, and Madmen, op. cit.*

l'hystérie et l'hypnose alors qu'il est anatomo-pathologiste ?

L'histoire de cet intérêt a été rapportée dans plusieurs études récentes [12]. Cela commence par une étrange rencontre. En 1876, le docteur Victor Burcq contacte le président de la Société de biologie, Claude Bernard, pour lui faire part de sa découverte : certains métaux ont une action physiologique puissante quand ils sont appliqués sur des patients hystériques souffrant d'« hémi-anesthésie », c'est-à-dire d'une anesthésie ne concernant que la partie gauche ou droite du corps. C'est la métallothérapie ou métalloscopie. Victor Burcq demandait à la Société de biologie d'étudier cette découverte et de rendre un avis qui ferait autorité. Claude Bernard accepta et nomma une commission formée de trois membres pour mener l'enquête : Jean-Martin Charcot, Jules Bernard Luys et Amédée Dumontpallier. La commission fit un travail considérable, reconnut finalement l'existence de faits troublants et rendit hommage à la persévérance de Victor Burcq. Une longue aventure commençait pour les trois membres de la commission.

Dans cette rencontre entre Burcq et Charcot va se nouer un enjeu scientifique important : le fonctionnement du cerveau et son rapport avec les comportements humains sont alors organisés autour de l'énigme du double cerveau (cerveau gauche-cerveau droit). De nombreuses controverses ont lieu et on est à la recherche de moyens pour expérimenter différentes théories (la guerre de 1914 avec ses nombreux blessés y pourvoiera plus tard). Pour Charcot, l'existence d'une « hémi-anesthésie » chez des patients hystériques constitue une occasion de disposer d'un outil expérimental pour approfondir et tes-

---

[12]. On pourra se référer à Anne HARRINGTON, *Medicine, Mind and the Double Brain, op. cit.* Ce récit est également rapporté de manière plus sommaire dans Marcel GAUCHET, *L'Inconscient cérébral*, Le Seuil, Paris, 1993. Ces études rompent avec la tradition qui consistait à traiter Burcq de « mauvais génie », « médecin saltimbanque », « imposteur », « funambule itinérant ». Si cela avait été le cas, on ne comprend pas l'intérêt que lui a porté Claude Bernard. Il est dommage que certains historiens reprennent ces insultes sans aller plus loin dans leur enquête.

ter la connaissance de ce double cerveau. C'est donc comme anatomo-pathologiste que Charcot s'intéresse à une hypnose devenue expérimentale. Cela le différencie de manière décisive d'Hyppolite Bernheim (1840-1919) et des thérapeutes regroupés autour de lui et de son maître en hypnose, Ambroise Liébault, qui formeront l'école de Nancy. Eux s'intéressent à l'hypnose pour des raisons thérapeutiques : ils remettent au jour une tradition mesmérienne qui avait cheminé souterrainement et dont Liébault était le dépositaire (l'école de Nancy profitera évidemment de la remise de l'hypnose sur le devant de la scène par Charcot : sans le prestige de Charcot, ses « opposants » seraient peut-être restés dans l'ombre). C'est là le soubassement de la querelle qui opposent les deux écoles. Bernheim, le clinicien, critiquera toujours très intelligemment les « mises en scène » de la Salpêtrière pendant lesquelles Charcot montre des hystériques en pleine crise. Mais pour Charcot, l'invention de mises en scène, de stratagèmes, comme dans un laboratoire de physique ou de chimie, n'est pas un jeu. Elles sont essentielles puisque son objectif est d'inventer une méthode expérimentale permettant de lier ensemble hystérie, hypnose et physiologie du cerveau. Cette idée n'en fait pas un original, car elle est l'objet d'un large consensus dans la communauté scientifique dans laquelle il évolue. Quand Charcot travaille sur l'hystérie, il nous paraît aujourd'hui à des lieues de Claude Bernard, mais c'est une vision rétrospective trompeuse. Charcot est alors un bon élève de Claude Bernard.

De ce point de vue, on peut prendre comme exemple une des multiples expériences menées, en 1878, à La Salpêtrière, par un certain professeur Lépine, qui travaillait sous la direction de Charcot, pour vérifier la théorie de Broca sur la localisation dans l'hémisphère gauche du centre du langage [13]. Dans un premier temps, une patiente est hypnotisée (première phase dite de somnambulisme).

---

13. Voir Anne HARRINGTON, *Medicine, Mind, and the Double Brain, op. cit.*

Elle conserve la possibilité de parler, d'écrire, de gesticuler en fonction des ordres qui lui sont donnés. Puis l'hypnotiseur lui ouvre l'œil droit : cette action est censée plonger son hémisphère droit dans la phase suivante, dite de sommeil cataleptique. Tous les comportements précédents restent possibles. On ferme alors l'œil droit et on ouvre l'œil gauche du sujet, ce qui est censé mettre l'hémisphère gauche en catalepsie. Toute communication est alors abolie : la patiente est incapable de parler, d'écrire, de faire des gestes. C'est un grand plaisir pour les expérimentateurs de prouver ainsi la différence de fonction des hémisphères gauche et droit du cerveau. Un des deux autres membres de la commission, Dumontpallier ira encore plus loin dans la réalisation d'expériences permettant de démontrer les rôles différents des hémisphères gauche et droit du cerveau [14].

Pour les médecins et les chercheurs (philosophes et psychologues) induisant ce type d'expérience sous l'autorité de Charcot, les résultats obtenus étaient incontestables. Jean Gabriel de Tarde (1834-1904), le père de la psychologie expérimentale (se différenciant de la philosophie), l'écrira noir sur blanc. Toute possibilité de simulation avait, selon eux, été écartée. Ce type d'expérimentation est encouragé par tous les grands scientifiques contemporains comme Louis Pasteur, ou Paul Bert qui succède après sa mort à Claude Bernard à la tête de la Société de biologie.

On sait que cette liaison « connaissance du cerveau-hypnose » va être lourde de déceptions. Comme le constatera plus tard son élève Janet, Charcot et ses collègues « sous-estimaient » leurs patients-sujets, dans leur

---

14. Des photos témoignent des expériences faites par Dumontpallier. Elles sont reproduites dans le livre d'Anne Harrington et sont extraites de la collection privée de Pierre Morel, hôpital du Bon Sauveur de Caen. On y voit une certaine Maria C. dont la partie droite du visage sourit, pendant que la partie gauche est censée exprimer des sentiments agressifs. Dumontpallier était un élève de Claude Bernard et faisait partie du sérail. La photo jouera un rôle essentiel dans l'idée de faire science (voir Monique SICARD, *L'Année 1895. La science entre voir et savoir*, Synthélabo, Le Plessis-Robinson, 1995).

précipitation à renvoyer les symptômes à des mécanismes « objectifs », physiologiques. Les patients étaient capables d'apprendre très rapidement tout ce qui faisait plaisir au maître. Ainsi le philosophe belge, Joseph Delbœuf, observa en 1885 les expérimentations de Charcot : « Là, je fus témoin des fameux trois états, léthargie, catalepsie, somnambulisme ; là, on me montra en action l'hyperesthésie neuro-musculaire ; là, enfin, on me fit assister aux expériences sur le transfert. Mais quand je vis comment on faisait ces dernières expériences ; quand je vis qu'on négligeait des précautions élémentaires, par exemple, de ne pas parler devant les sujets, qu'on annonçait tout haut ce qui allait se produire, qu'au lieu d'opérer avec un électro-aimant actionné à l'insu du sujet et de l'expérimentateur, celui-ci se contentait de tirer de sa poche un lourd fer à cheval ; quand je vis qu'il n'y avait même pas de machine électrique dans le laboratoire, je fus assailli de doutes qui, insensiblement, minèrent ma foi dans tout le reste [15]. »

Ce qu'il importe de souligner, c'est la réaction que cette déception entraîne. Ceux qui vont critiquer Charcot (son élève Joseph Babinsky en premier lieu, à partir de 1901) sont comme traumatisés par l'ampleur de ce qui leur apparaît comme une terrible méprise. Les manifestations hystériques et les effets de l'hypnose se voient déniés toute existence réelle et réduits à de simples fabrications conscientes, des simulations sans intérêt médical ou scientifique. Ce qui nous intéresse en premier lieu ici, c'est l'extrême difficulté qu'il y a à trouver un statut au type de phénomène créé en dehors de l'alternative « symptôme simulé » ou « symptôme renvoyant à un mécanisme physiologique ». Le cas de Joseph Babinski, ancien élève de Charcot, est tout à fait exemplaire. Il apparaît désarmé quand en 1914, comme neurologue, il

---

15. Joseph DELBŒUF, *Le Sommeil et les Rêves*, coll. « Corpus des œuvres philosophiques de langue française », Fayard, Paris, 1993, p. 255. Sur Joseph Delbœuf, lire François DUYCKAERTS, *Joseph Delbœuf philosophe et hypnotiseur*, Synthélabo, Le Plessis-Robinson, 1992.

décrit des cas, qu'il appelle « anosognosie [16] », où les patients atteints d'hémiplégie gauche nient en même temps l'existence de ce trouble évident. Alors que les hypnotiseurs du siècle précédent, qui avaient été ses maîtres, avaient bien montré l'existence de tels dénis, comme une dimension fréquente des troubles hystériques, il s'interdit désormais toute explication qui y ferait référence.

L'inefficacité de l'hypnose à constituer le patient en sujet d'expérience témoignant de la vérité d'un fonctionnement physiologique participera de son déclin, et de sa marginalisation. L'hypnose, comme la suggestion dont elle est une forme laïcisée, est décevante. Elle a échoué à constituer un fil conducteur pour tous ceux qui voulaient explorer la vie psychique.

Dans le cas de Charcot, l'idée était d'utiliser l'étude des comportements humains comme preuve de la physiologie du cerveau. Dans le cas de Gall, à l'inverse, l'anatomie et les connaissances physiologiques devaient servir de justification à une théorie du comportement, préétablie empiriquement. Mais si nous avons choisi ces deux épisodes, c'est que, au travers même des déceptions qu'ils ont engendrées, ils posent des problèmes qui nous sont contemporains. La recherche d'une alliance, toujours mise en échec et toujours recommencée, avec les spécialistes du cerveau a pu constituer un fil conducteur dans l'histoire de la formation de la psychiatrie biologique moderne. Une telle alliance aurait eu l'avantage de garantir le monopole du traitement des pathologies mentales par les médecins, comme s'il y avait là un problème récurrent appelant une solution urgente. Mais l'obstacle récurrent à ce type d'alliance, bien illustré par l'échec de Charcot, serait alors la difficulté de faire théorie avec les symptômes, ou, autrement dit, de faire alliance avec les héritiers de Mesmer.

---

16. Ce terme est toujours présent dans les dictionnaires des termes médicaux où on souligne qu'il s'agit d'un trouble « neuropsychologique » très fréquent.

Mais pourquoi une alliance avec les spécialistes du cerveau aurait-elle le pouvoir de renforcer le statut et le monopole des aliénistes ? Steven Shapin [17] a bien mis en évidence que la manière la plus convaincante pour justifier et crédibiliser une pratique sociale ou politique (au sens large) consiste à essayer de lui « donner une base naturelle fondée sur les choses telles qu'elles sont en réalité ». Évidemment, la passion de mettre au jour les « choses telles qu'elles sont en réalité » n'est jamais aussi pure qu'elle y paraît. Mais plus le degré de complexité technique augmente, « plus l'influence des préoccupations sociales devient difficile à repérer aussi bien pour les protagonistes que pour les historiens [18] ».

La recherche des « vraies causes » des troubles mentaux auprès des spécialistes du cerveau constitue un enjeu permanent pour les aliénistes qui en attendent la justification de la position qu'ils occupent. Mais les aliénistes aident par là même les spécialistes du cerveau à se transformer en experts, c'est-à-dire en porte-parole des « choses telles qu'elles sont en réalité ». Si la phrénologie a été décevante, ce n'est pas étranger à son inscription dans un combat politique et social très visible. La manière dont elle s'est popularisée ne pouvait qu'amener ses alliés respectables, comme les aliénistes, à renoncer aux espoirs qu'ils avaient mis en elle. Les phrénologues sont devenus de « mauvais experts » car des experts engagés là où on attendait des témoins neutres parlant en vérité. Ils sont devenus des témoins aussi peu fiables de la vérité des symptômes que les hypnotiseurs-hypnotisés le sont pour les anatomo-pathologistes.

Mais il n'est jamais indifférent de mettre un groupe de chercheurs en situation d'experts, au sens que nous venons de donner à ce mot, c'est-à-dire de poser qu'ils

---

17. Steven SHAPIN, « La politique des cerveaux », *loc. cit.*
18. Il n'y a aucune raison, selon Steven Shapin, de considérer cette tendance comme un « mal » auquel il faudrait opposer une science qui se ferait de manière désintéressée. Au contraire, ce type d'intrication entre des intérêts très divers constitue une forte motivation pour la poursuite et l'approfondissement du travail des chercheurs.

échappent à toute détermination sociale dans la construction de leurs connaissances. Ce qui s'est joué à partir de 1952 entre la psychiatrie biologique et les neurosciences semble bien relever d'un dispositif semblable, un dispositif qui fait obstacle à notre possibilité de comprendre les limites de notre modèle thérapeutique. Les savoirs qui se trouvent enfermés dans le statut d'expert (utile pour ceux qui veulent s'allier à eux) en tirent beaucoup de bénéfices institutionnels et une importante reconnaissance sociale en retour. Cela leur permet de fonctionner mieux et plus vite, ce qui n'est pas sans bénéfices pour la création de nouvelles connaissances. Mais cela crée aussi pour eux le risque de payer le prix maximal pour les déceptions qu'ils peuvent engendrer.

La théorie moderne du symptôme

Nous avons vu dans le chapitre précédent la filiation qui existe entre l'invention mesmérienne, après sa transformation en hypnotisme, et la psychanalyse. Mais celle-ci ne s'est pas faite linéairement. Le mesmérisme a, en tant que tel, complètement disparu et rien ne pourra le remplacer.

Le mesmérisme avait pourtant rencontré un succès absolument considérable en Europe et dans le monde. Mais dans le même temps il évoluait souvent dans des directions qui peuvent aider encore aujourd'hui à sa disqualification : le spiritisme, l'occultisme par exemple. Il est sans doute également à l'origine des premiers travaux de ce qui va devenir la parapsychologie. Il est facile de s'en gausser et d'y voir une preuve *a posteriori* de charlatanisme et donc de concevoir la psychanalyse comme une invention entièrement nouvelle. Et pourtant, il nous semble indubitable que c'est dans le mesmérisme, et même dans ce qui nous paraît le plus abracadabrant des pratiques mesmériennes, qu'est née progressivement la théorie moderne du symptôme à laquelle la psychanalyse ne renoncera pas. Il faut, pour s'en convaincre, nous intéresser au marquis de Puységur (1751-1825), un des héritiers directs les plus intéressants de Mesmer. Dans ce qu'on appelle alors le sommeil magnétique, les patients de Puységur vont se livrer à un curieux et nouvel exercice : ils vont faire eux-mêmes le diagnostic de leur trouble et indiquer les modalités du traitement. C'est un jeune paysan dénommé Victor, patient préféré de Puységur, qui lui révéla cette possibilité. Puységur sera tout à fait conscient de l'importance et des enjeux de cette nouvelle technique à laquelle il donnera le nom de « pressensation [19] ». Entre la théorie du fluide et la théorie de la pressensation, il y a une véritable redéfinition de la pathologie et de la technique de guérison. Pour reprendre une formule de Tobie Nathan, le symptôme « colle » alors au patient individuel, alors que la théorie du fluide appartenait aux systèmes thérapeutiques dont l'ambition, désormais étrange pour nous, était à l'inverse de « décoller » le symptôme du sujet [20].

Dans un premier temps, cela n'était pas fait pour améliorer les relations avec la communauté scientifique et médicale. Cette nouvelle manière de faire le diagnostic entraîna, dit Ellenberger, « l'indignation du corps médical ». Dans les années 1860, la rupture entre la médecine officielle et les héritiers du magnétisme était d'ailleurs totale. Il est vrai que la « pressensation » pouvait apparaître comme une forme d'occultisme dont elle ne se démarquait pas. Dans les séances qui étaient collectives [21], un patient entré en sommeil magnétique pouvait non seulement faire son autodiagnostic, mais il pouvait faire également cette révélation pour d'autres patients. Cette expérience entrait en écho avec les séances de voyance

---

19. Henri ELLENBERGER, *Histoire de la découverte de l'inconscient, op. cit.*, p. 102.
20. Communication faite par Tobie Nathan au colloque « Les médicaments de l'esprit », Lyon, 20, 21, 22 octobre 1994, non publiée.
21. Ce caractère collectif a été maintenu jusqu'à l'invention de l'hypnose. Ainsi Liébault, fondateur avec Bernheim de l'école de Nancy, regroupait dans ses consultations entre 25 et 40 malades.

et de spiritisme, auquel le mesmérisme était également associé aux États-Unis. On comprend qu'elle approfondissait le divorce avec la médecine scientifique. Et pourtant, paradoxalement, c'est bien dans ce type d'expérience qu'est née l'idée que seul le sujet possède en lui le pouvoir de guérir, telle qu'on la retrouve en psychanalyse avec la référence au secret pathogène : le sujet, seul, sait l'origine de ses symptômes. Il en connaît la cause ultime, mais ne peut pas la formuler dans des conditions normales. Elle est inconsciente. Sa venue à la conscience, au cours de la cure, va permettre au patient de s'en libérer, car ce surgissement signifiera en même temps crise (transfert) et guérison.

Gladys Swain a montré qu'une opération d'internalisation semblable avait eu lieu chez les aliénistes [22]. Elle montre comment chez Pinel la cause de la maladie mentale est encore extérieure au sujet : joie excessive, forte frayeur provoquées par un événement identifiable et « suspendant les fonctions morales ». On est passé dans les premières années du XIXe siècle « d'un événement-*assujettissement au dehors* » à un « événement-*révélateur du dedans* ».

Dans l'idée de secret pathogène, il y a donc l'idée d'une cause vraie et définitivement fixée, mais qui est en même temps dissimulée, cachée dans les profondeurs du sujet. Vérité, fixité et profondeur sont donc structurantes de la cause qui provoque les symptômes observables en surface [23]. Seul le sujet peut en retrouver le contenu. La position du thérapeute change brutalement : il n'est plus là que pour faire advenir la vérité du sujet. Dans une telle procédure, la parole du sujet a un statut privilégié : il n'y a pas de diagnostic ni de guérison en dehors d'elle. Et c'est toujours de quelque chose de vrai qu'on lui

---

22. Gladys SWAIN, *Dialogue avec l'insensé*, Gallimard, Paris, 1994. On se référera en particulier à sa communication intitulée « De la marque de l'événement à la rencontre intérieure. Images populaires et conceptions savantes en psychopathologie ».
23. François Dagognet a bien montré comment toute la médecine moderne vivait sur cette opposition entre profondeur et surface.

les deux médecines

demande de témoigner. Il est étonnant de constater combien les récits des cures opérées par Puységur, pendant lesquelles le patient entré dans un sommeil magnétique fait le diagnostic et indique les moyens du traitement, nous semblent archaïques alors que la psychanalyse ne nous donne pas du tout le même sentiment. C'est que la psychanalyse structure l'ensemble de son intervention autour de l'existence de l'inconscient. L'inconscient freudien permet *a posteriori* à la psychanalyse de se fonder comme un savoir rationnel. Et elle renonce dans le même mouvement à l'utilisation de tout objet thérapeutique (Puységur avait abandonné le baquet mais magnétisait encore à l'aide d'un arbre). Elle renonce tout aussi définitivement et irrémédiablement aux consultations collectives renforçant ainsi l'idée d'un travail sur la vérité du sujet, sur la vérité de la cause de ses symptômes.

Les mesmériens utilisant le baquet étaient encore dans une situation intermédiaire. Les médecines où on utilise des objets thérapeutiques ne peuvent pas donner le même statut à un secret pathogène. Elles ont même tendance à fonctionner de manière inverse. La vérité est alors plutôt dans le symptôme, et c'est la cause qui est mise en mouvement, qui est susceptible de variations et de reconstructions. Avec les objets thérapeutiques on peut construire un univers où le patient peut se saisir et agir sur des « causes » co-créées au cours de la consultation. Les causes sont extériorisées, renvoyées à l'extérieur du patient. Elles deviennent instrumentalisables. Pour reprendre une formule de Tobie Nathan, le rôle d'un médicament dans une société traditionnelle est de maintenir disjoint le symptôme et le patient.

De ce point de vue, Mesmer, avec le fluide et le baquet, avait construit l'agencement génial d'une cause (puissance ou insuffisance du fluide) et de l'instrument permettant de le mettre en scène. Il y a donc déjà une modification très importante entre le travail thérapeutique de Mesmer et celui de Puységur. L'abandon du baquet (c'est à partir de 1784 que Puységur va dominer le magnétisme) n'est pas un épiphénomène, une simplification de la cure sans importance[24]. La parole du sujet était de peu d'importance pour Mesmer, et il se rattachait ainsi à la grande famille des thérapeutes-exorcistes-sorciers, comme Gassner. Les thérapeutes traditionnels écoutent le moins possible leurs patients : cette parole les entraînerait sur le terrain des causes auxquelles le sujet croit, alors qu'il s'agit justement d'en construire « de toutes pièces », à l'extérieur du sujet, pour pouvoir agir dessus.

Dans la médecine moderne, le symptôme glisse et change, se métamorphose, alors que la cause est recélée dans les profondeurs. Dans les médecines traditionnelles, celles où les sorciers sont efficaces, la cause doit être construite. Cette conception du symptôme, que nous appellerons moderne, est lourde de conséquences : elle implique que tant que le secret pathogène n'a pas été mis au jour, le traitement du symptôme est inutile. Il réapparaîtra toujours sous de nouvelles formes, dans de nouvelles maladies. Elle a donc donné une position très forte, terrorisante même, à la psychanalyse : toute guérison qui survient autrement sera jugée comme fausse, ouvrant à de nouveaux dangers pour le patient. Elle fait de la psychanalyse la seule médecine autorisée, car travaillant en vérité. Le symptôme devient un prix à payer, une dette à laquelle on ne peut pas échapper par un subterfuge, par un leurre ; on n'a pas le droit de guérir pour de mauvaises raisons et les objets thérapeutiques doivent être éliminés.

La psychanalyse va donc être particulièrement mal armée face à l'événement qui survient en 1952 : le développement des substances psychotropes. Elle considérera qu'ils guérissent pour de mauvaises raisons. Elle pourra même dans certaines circonstances manifester une haine

---

[24]. Il semble néanmoins que certains objets thérapeutiques, comme des talismans que les sujets devaient porter sur eux, aient continué à être utilisés jusqu'à Janet qui en aurait eu connaissance.

les deux médecines

à leur égard, qui expliquera son intérêt pour les « victimes » des substances psychotropes, les toxicomanes. Les substances psychotropes sont représentées comme la barbarie, identifiée au « meilleur des mondes ».

Quant aux thérapies biologiques, c'est-à-dire à base de molécules chimiquement actives, elles sont pensées sur un modèle épistémologique semblable qui peut être ramené à deux points. Le premier est la conception du symptôme comme effet de surface, non fiable en dehors de son rapport à une cause profonde, dissimulée au regard clinique et cela signe bien l'intégration de la psychiatrie à la médecine. Le second point est la démarcation, toujours à recommencer, avec la suggestion et ses techniques, appelées effet placebo dans un cas, et hypnose dans l'autre. On trouve la même passion de la vérité dans les deux démarches.

Agir sur la vraie cause est donc un objectif commun, même si le psychanalyste et le biologiste ne la cherchent pas dans le même univers de référence. L'idéal serait évidemment de pouvoir renvoyer la cartographie psychanalytique du psychisme à des zones ou à des modes de fonctionnement du cerveau. Certains neurobiologistes ont tout naturellement tenté de le faire. Que cette base commune n'ait pas entraîné d'alliance en tant que telle n'empêche pas qu'elle ait néanmoins des conséquences tout à fait repérables : elle pourrait expliquer la facilité de la circulation des concepts d'un domaine à l'autre. Ainsi en est-il de l'angoisse, concept psychanalytique clef qui a remplacé la vieille notion de frayeur, et qui signale une opération de déplacement de la cause du trouble de l'extérieur du sujet vers l'intérieur. L'angoisse a été annexée par la chimiothérapie qui lui a assuré un succès social étonnant. Elle est devenue l'indication privilégiée de toute une famille de médicaments : les benzodiazépines. On s'interroge beaucoup pour savoir s'il faut continuer à traiter les « troubles existentiels » avec des médicaments, susceptibles de développer une accoutumance, mais on n'a pas pensé qu'en apprenant aux patients (et aux médecins) à substituer l'angoisse à la frayeur, on avait créé les conditions de sa médicalisation, parce qu'on avait déplacé la cause de l'extérieur à l'intérieur du sujet. La psychosomatique est un autre concept qui a beaucoup circulé entre la psychanalyse et la chimiothérapie, selon une cartographie dont il faudrait faire l'histoire. Ainsi les psychanalystes ont-ils constitué un formidable appareillage pour transformer les troubles existentiels [25] en troubles du sujet individuel. On a parfois l'impression d'une curieuse division du travail : la psychanalyse construit les concepts des pathologies névrotiques, et crée ainsi l'espace que les médicaments pourront remplir.

Pour la psychanalyse, se contenter de faire disparaître les symptômes, c'est prendre un risque considérable. Il faut atteindre la véritable cause. De même, pour la chimiothérapie, les seuls médicaments nobles sont les médicaments des causes, appelés médicaments étiologiques. Les médicaments classés comme symptomatiques sont toujours considérés comme des pis-aller, des médicaments en attente de découvertes plus importantes.

Le symptôme qui ne témoigne que de lui-même

Au moins deux types de pratiques thérapeutiques contemporaines ont en commun de nous obliger à repenser la signification que nous donnons au symptôme : la thérapie familiale et l'ethnopsychiatrie.

Les praticiens de la thérapie familiale expliquent toujours, pour raconter la genèse de leurs techniques, une surprise : la modification induite, chez d'autres membres de la famille, par une amélioration ou, plus généralement, un changement, chez celui qui était considéré comme malade. Ils ont trouvé des métaphores illustrant ce qu'ils

---

25. Au sens donné à ce mot par Édouard ZARIFIAN, *Des paradis pleins la tête*, Odile Jacob, Paris, 1994.

les deux médecines

observaient, du côté de la cybernétique ou d'autres travaux de physiciens. Le symptôme est conçu par eux comme une qualité émergeante dans un système. Mony Elkaïm a été amené à parler de « chaînes non discursives symptomatiques [26] ». Cette manière de penser la maladie (essentiellement la maladie mentale, mais on peut aussi apprendre à donner sens à d'autres types de troubles), a beaucoup de conséquences fructueuses. Elle oblige à la fois à intégrer de nombreux éléments différents pour comprendre la production de symptômes, et à envisager la thérapeutique comme l'effort pour déstructurer un système qui s'est stabilisé en créant de la pathologie. Il faut apprendre à comprendre comment des éléments « hétéroclites » peuvent faire système. L'idéogenèse n'est que l'un d'entre eux [27]. La thérapeutique sera alors ouverte à la combinaison de tous les hétérogènes possibles. Le système que l'on découvre et que l'on construit a comme caractéristique essentielle d'être ouvert. On peut y introduire, pour le modifier, des paroles, des objets divers, et pourquoi pas des médicaments modernes, etc. Il s'agit d'apprendre à faire des blocs avec des hétérogènes, humains et non humains.

Mais les thérapies familiales, comme leur nom l'indique, prennent le risque de vouloir résoudre trop vite ce « décollement » du symptôme, source d'angoisse pour le clinicien, souvent formé par ailleurs à la psychanalyse où les instruments pour « coller » le symptôme sont très nombreux (Œdipe, la triade parentale, etc.). Ils risquent toujours de reterritorialiser le symptôme sur le groupe familial, refermant ainsi brutalement l'ouverture esquissée. On pourrait d'ailleurs interpréter le travail théorique et pratique de Mony Elkaïm au sein de la thérapie fami-

---

26. On lira : Mony ELKAIM (sous la direction de), *Les Thérapies familiales en changement*, Synthélabo, Le Plessis-Robinson, 1994.
27. L'idéogenèse renvoie à l'idée que le symptôme est l'effet d'une cause interne qui a cheminé dans la vie psychique du patient. Je reprends cette formule d'idéogenèse chez Clérambault, car on peut lire son œuvre comme un refus d'une théorie cause-effet de la maladie mentale, contrairement aux interprétations les plus courantes qui en ont été faites, entre autres sous l'influence de Henri Ey.

liale comme une tentative pour combattre ce type de « rabattement » stérilisant.

L'autre pratique qu'il faut aussi évoquer et qui remet en cause notre conception du symptôme est celle développée par Georges Devereux, fondateur de l'ethnopsychiatrie, et poursuivie par Tobie Nathan. Beaucoup de choses sont communes avec la thérapie familiale. Ainsi Georges Devereux écrit : « Un malade mental, qu'il soit névrotique ou psychotique, ne peut être soigné que par un psychiatre ou un psychanalyste ne souffrant pas lui-même de la même maladie, et seulement si le traitement s'insère dans un milieu social qui, tout en émettant le vœu de guérir de ce malade, ne vient pas d'une manière indirecte encourager et renforcer les principales manifestations de la maladie[28]. »

Pour Georges Devereux, la schizophrénie est la maladie par excellence de la société occidentale (une psychose ethnique), car tous ses symptômes y sont encouragés par le mode de vie dominant et, même plus, valorisés. C'est en exploitant les « items » culturels de la société dans laquelle le sujet vit qu'il peut fabriquer des symptômes. Cette manière de construire une maladie mentale a une fonction : la rendre très difficile à soigner car le malade et le thérapeute ne peuvent pas prendre leur distance par rapport à des valeurs qu'ils partagent et qui appartiennent à la normalité. Elle a aussi un avantage certain : elle permet d'être immédiatement identifié comme « fou » et non pas comme criminel... La schizophrénie mimerait donc la réalité sociale en la déformant et en la systématisant. Ainsi, ses grandes caractéristiques symptomatiques (comme le repliement, l'isolement, l'hyporéactivité, le morcellement de l'existence, l'engagement partiel, l'irréalisme) renverraient à des caractéristiques de la société industrielle occidentale moderne.

Selon Georges Devereux, la manière dont nous traitons

---

28. Georges DEVEREUX, « Les Origines sociales de la schizophrénie ou la schizophrénie sans larmes », *L'Information psychiatrique*, 1965, n° 10, p. 783-799.

le rapport entre le réel et l'imaginaire constituerait un élément clef : nous séparons notre activité scientifique, et plus généralement toute notre activité dite normale, tournée vers le réel, de notre activité religieuse, tournée vers l'imaginaire. Il s'agit d'une véritable « dissociation schizophrénique » entre notre activité dans le réel et celle dans l'imaginaire, alors que dans les sociétés traditionnelles « la magie sanctionne et confirme la réalité », ce qui permet des agencements psychologiques « moins dangereux ». Cette séparation serait la grande caractéristique des sociétés modernes occidentales. Il reste néanmoins une hypothèse à étudier : cette séparation est-elle réelle ou illusoire ? En d'autres mots, n'avons-nous pas reconstitué subtilement des blocs entre nos savoirs et nos croyances ? L'effet placebo serait alors un bon traducteur de notre propre manière de faire des mixtes entre activité scientifique et activité imaginaire.

La conception ethnopsychiatrique prend le risque de prendre trop au sérieux ce que la société moderne occidentale dit sur elle-même pour se séparer des sociétés traditionnelles. Elle pourrait aussi nous tirer vers un certain « sociologisme », qui est une menace permanente pour s'empêcher de penser. Mais elle s'en échappe car elle implique une médiation essentielle : la co-construction des symptômes par le patient et le thérapeute avec les outils dont ils disposent et, par là même, la co-définition d'une thérapie. Georges Devereux donne l'exemple très connu d'une psychose dont le caractère ethnique semblera vite évident et qui implique un « apprentissage » : l'amok des Malais, meurtres commis en série dans un grand état d'exaltation par celui qui en est atteint.

L'histoire de la psychopathologie mentale en Occident est remplie de variations riches de sens. Jan Goldstein[29], qui a dépouillé les archives des entrées de plusieurs hôpitaux parisiens (La Salpêtrière, Bicêtre), remarque que le diagnostic de monomanie était absolument dominant sous

---

29. Jan GOLDSTEIN, *Console and Classify, op. cit.*

le symptôme ou la passion de la vérité

la monarchie de Juillet. En 1841-1842, seulement 1 % des 648 femmes entrant en placement officiel étaient diagnostiquées hystérique. Quarante ans plus tard (années 1882-1883), le tableau statistique avait radicalement changé : sur 500 femmes placées, 17,8 % l'étaient pour hystérie. C'est ce que les historiens ont appelé « l'âge d'or » de l'hystérie. Mais, on l'a vu, ce diagnostic était fait pour l'essentiel à la Salpêtrière, là où exerçaient Charcot et ses élèves, devenus les maîtres de l'hystérie. La plupart des explications de ce phénomène ont été sociologistes, y compris de la part de Freud : on a cherché, jusque dans l'épisode de la Commune de Paris en 1871, ce qui dans la société bourgeoise du XIXe siècle pouvait constituer la matrice de ce type de troubles. Mais là encore, ce qui est le plus intéressant, c'est d'observer le « mode » de fabrication de ces troubles dans la relation entre le thérapeute et le patient. Car, comme le fait remarquer Jan Goldstein, on oublie un peu trop souvent qu'il faut être deux pour faire un diagnostic, et que celui-ci est une co-création dans un univers de référence commun. En se contentant de chercher les raisons de la prolifération d'un trouble dans la société, on ne met pas en cause l'activité classificatrice du thérapeute : il se contenterait d'enregistrer des variations objectives. Mais depuis l'« épidémie » d'hystéries, à l'époque de Charcot, on est bien obligé de constater qu'il y a un « mode de fabrication » des symptômes.

L'exemple de l'« épidémie » actuelle des troubles de la personnalité multiple (TPM) aux États-Unis nécessite une compréhension semblable. On n'aura pas de mal, en France tout au moins, à faire l'accord de tous sur cette question [30] et à rejeter les TPM comme une invention « typiquement » américaine. Mais il nous est évidemment

---

30. Alors que les Américains sont évidemment très partagés. Ainsi au congrès mondial de psychiatrie à Rio de Janeiro en juin 1993, le stand officiel de la puissante American Psychiatric Association étalait de nombreux livres sur cette pathologie quasi inexistante en France. Le trouble de la personnalité multiple a d'ailleurs fait son entrée dans les manuels officiels de classification des troubles psychiatriques.

plus difficile de penser de la même manière des troubles comme la schizophrénie ou la dépression : apprendre à penser la symptomatologie comme une co-création dans un univers de référence commun, donc apprendre à ne plus raisonner en termes de causes et d'effets, ou en termes sociologisants.

5

L'invention des psychotropes

Les deux psychiatries se sont construites parallèlement, mais dans le « même milieu dense [1] », ce qui a permis les références communes, la circulation et la captation de concepts. Cela peut-il nous éclairer pour comprendre ce qui s'est passé après la Seconde Guerre mondiale ? Celle-ci va en effet constituer un choc considérable dont il faut rendre compte. On va d'abord assister à une « démédicalisation [2] » de la psychiatrie au profit de la psychologie et de la psychanalyse, en particulier aux États-Unis. Les immenses concentrations hospitalières semblent injustifiables : certains hôpitaux psychiatriques américains regroupent alors jusqu'à quinze mille patients. En France, des psychiatres de retour des camps de la mort ne pourront pas éviter de s'interroger sur la nature de l'enfermement des malades mentaux, dont beaucoup sont d'ailleurs morts de faim pendant l'Occupation. La

---

[1]. Sur cette notion de milieu dense, voir Judith SCHLANGER, *Penser la bouche pleine*, Fayard, Paris, 1983.
[2]. Ce terme est utilisé par Pierre PICHOT, *Un siècle de psychiatrie*, Dacosta, Paris, 1983.

psychiatrie est donc l'objet d'une remise en cause pour des raisons politiques étroitement liées à des raisons d'efficacité thérapeutique. Et puis, brutalement, survient le tournant de 1952 qui redistribue à nouveau les cartes. Que s'est-il passé ?

Généralement on se contente d'y voir le signe de la fin des pratiques barbares. 1952 serait la reprise et la réalisation du geste de Pinel libérant les fous de leurs chaînes. Il faut pourtant se méfier d'un certain type de jugement sur les thérapeutiques du passé, particulièrement en psychiatrie. La manière dont on a traité les fous a toujours quelque chose d'angoissant et nous avons du mal à comprendre comment nous pouvons être les héritiers des aliénistes du XIXe et de la première partie du XXe siècle. Les techniques employées nous semblent à des années-lumière des nôtres (que l'on pense à la camisole de force, aux cellules, etc.). L'historien doit pourtant chercher à échapper à ce type de jugement pour au moins deux raisons. La première, c'est que nous jugeons à partir d'un point de vue tout aussi relatif, même s'il nous est évidemment indépassable. Que pensera-t-on demain de nos actuelles techniques de soins[3] ? Il y a toujours beaucoup de raisons pour se méfier des tentatives visant à présenter le passé comme particulièrement inepte. Elles forment en général le contrepoint d'une apologie de nos comportements actuels et d'un progrès linéaire et irréversible. Or, il nous faut au contraire apprendre à déceler ce qui se répète insidieusement du passé dans notre présent. Il nous faut perdre l'illusion d'un progrès permanent.

L'autre raison est plus grave. Depuis Pinel et Pussin, qui symbolisent la naissance de la psychiatrie moderne

---

3. C'est ce qu'écrivent Marcel Gauchet et Gladys Swain : « Ce n'est pas ôter aux mérites et à l'audace des novateurs que de rappeler que la plus indispensable et la mieux fondée des révolutions ne vient encore qu'à son heure – sauf à séparer, comme notre temps y incline volontiers, la haute exigence morale et les lumières des hommes du présent, de la bassesse, des compromissions ignominieuses et de l'ineptie conservatrice où rampaient nos tristes devanciers » (Marcel GAUCHET et Gladys SWAIN, *La Pratique de l'esprit humain*, op. cit., p. 238).

en France au moment de la Révolution, il est entendu que le « traitement moral » de la folie suppose d'abord que l'on considère les « fous » comme des sujets humains, devant être traités comme tels et pouvant guérir. Il s'agit là d'un véritable défi de la raison qui va marquer toute l'histoire de la psychiatrie et dont pourront se réclamer tout ceux qui dans cette histoire proposeront de nouveaux paradigmes libérateurs. Mais l'on sait aussi que la générosité et les bonnes intentions ne suffisent pas à faire des techniques thérapeutiques efficaces. Ainsi, parallèlement à l'histoire officielle de la psychiatrie d'après-guerre, il reste des pratiques, comme celle des lobotomies, qui constituent un continent noir très peu étudié[4].

Ceux qui expérimentent sur eux-mêmes

Les aliénistes n'ont jamais renoncé aux médicaments, comme ils n'ont jamais renoncé à rechercher les bases organiques des troubles mentaux. François Dagognet a retracé le parcours[5] de ceux qui formeront « une catégorie originale d'expérimentateurs ». Thomas de Quincey (1789-1859) avec l'opium, mais surtout Moreau de Tours (1804-1884) qui écrit, dans *Du haschisch et de l'aliénation mentale*[6], « l'incrédulité a cessé toutes les fois que, surmontant certaines craintes, bien naturelles du reste, on a suivi mon exemple, et qu'on a eu le courage de voir par soi-même ». Moreau de Tours se propose de vaincre la crédulité de ses confrères en menant simultanément un double type d'expérimentation : sur les malades et sur lui-même. Il aboutit ainsi à une description précise des effets du haschisch, encore aujourd'hui considérée comme pertinente. Cette tradition nous amène jusqu'à

---

4. On lira sur ce sujet Jacques HOCHMAN, *La Consolation*, Odile Jacob, Paris, 1994.
5. Fançois DAGOGNET, *Le Cerveau citadelle*, Synthélabo, Le Plessis-Robinson, 1992.
6. Jacques MOREAU DE TOURS, *Du haschisch et de l'aliénation mentale*, Slatkine, coll. « Ressources », Genève, 1980, p. 4.

les deux médecines

Henri Michaux qui expérimenta la mescaline, le chanvre indien ou la psilocybine (champignon).

Pour Moreau de Tours, l'usage de substances psychotropes était cohérent avec le courant « physiologiste » auquel il appartenait comme la plupart des grands aliénistes qui lui sont contemporains. Il développe dans son livre une position que nous pourrions appeler aujourd'hui organiciste : « Nous avons dit que, antérieurement à tout phénomène d'aliénation mentale, il existait une modification psycho-cérébrale qui les engendrait tous et sans laquelle ils ne pouvaient se développer. » C'est ce qu'il appelle une « lésion dynamique [7] ». L'adjectif « dynamique » renvoie au fait que cette lésion n'est pas repérable par l'anatomiste (« elles échapperont toujours aux recherches des investigateurs », écrit-il). Moreau de Tours critique implicitement l'idée que par une seule action « morale » on puisse guérir les patients et justifie par une argumentation de fond l'utilisation de produits psychotropes.

Il prescrit du haschisch d'abord à des mélancoliques, mais il attend un effet d'une dose unique qu'il ne renouvellera éventuellement qu'une seule fois. Et il constate qu'après un moment d'excitation, plus ou moins long, les patients retombent dans leur état mélancolique antérieur. Il va donc imaginer une autre utilisation du haschisch, que nous appellerions aujourd'hui paradoxale, dans des cas d'excitation maniaque, cette « forme de délire avec laquelle nous avions reconnu, depuis longtemps, que les effets propres au haschisch avaient la plus frappante analogie ». L'objectif est de « conserver au délire tendant à l'état chronique son acuité première, ou bien rappeler cette *acuité*, la *raviver* lorsqu'elle menace de s'éteindre » (c'est moi qui souligne). C'est ce qu'il appelle une « médication substitutive ». Et Moreau de Tours fait le

---

[7]. On sait que Charcot utilisera également, mais plus tard, cette formule pour rendre compte de la nature de l'hystérie. Signalons que Moreau de Tours a également travaillé sur l'hystérie.

récit de sept guérisons très rapides obtenues de cette manière toujours après utilisation d'une seule dose de haschisch.

Même s'il adhéra au Club du haschisch où l'on trouvait aussi Théophile Gauthier, Moreau de Tours n'avait rien d'un marginal excentrique, contrairement à ce que l'on pourrait croire aujourd'hui (en témoignent ses travaux sur l'étiologie de l'épilepsie). Lorqu'il rendait publiques ses propositions d'utilisation du haschisch, il faisait partie des dix-neuf membres reconnus de l'école d'Esquirol (dont il fut l'interne à Charenton), à côté d'aliénistes comme Jean-Pierre Falret, Étienne Georget ou Jules Baillarger, dont les noms font partie du panthéon de la tradition psychiatrique française. Et pourtant, il échoua à créer une tradition pharmacologique et sa tentative reste une originalité. C'est dans les années 1830-1840 qu'il avait expérimenté des substances psychotropes, qu'il avait vu utiliser au cours d'un voyage en Égypte où il accompagnait un malade convalescent (Esquirol jugeait ce type de changement d'environnement propice à la guérison), et ce avec la double intention de simuler la maladie mentale chez le sujet sain et de traiter le sujet malade. Il encouragea sans succès ses collègues à l'imiter.

Reviviscence des thérapies de crise

On pourrait évidemment penser que les substances psychoactives n'ont pas eu de succès parce qu'elles ne convenaient pas au traitement des pathologies mentales. L'échec de la rencontre avec une autre substance psychoactive, la réserpine, qui est un alcaloïde du *Rauwolfia serpentina*, manifeste cependant l'insuffisance de cette explication. Selon François Dagognet[8], cette plante originaire d'Inde et d'Indonésie était utilisée par les

---

8. François DAGOGNET, *Le Cerveau citadelle*, op. cit.

les deux médecines

médecins traditionnels ayurvédiques sous forme d'infusion d'écorces pour les agités et les « fiévreux »[9]. Son nom vient de son introducteur en Europe, le médecin et botaniste allemand Léonard Rauwolf qui « récoltait des plantes pour un négociant d'Augsbourg et en aurait rapporté des graines dès 1570 ; le Français Plumier, qui étudia plus spécialement celle qui guérissait et apaisait, la baptisa logiquement du nom de son introducteur (vers 1700) ».

Selon la psychiatre Thérèse Lempèriere[10], des essais cliniques eurent lieu très tôt en Inde (dès 1931) qui venaient s'ajouter à une utilisation traditionnelle. « Mais, écrit-elle, ces travaux n'eurent guère de diffusion. » Ce n'est que par le détour de son utilisation comme antihypertenseur (à des doses beaucoup plus faibles, de l'ordre du dixième) que l'on « redécouvrit » son activité psychotrope[11]. On n'envisagea vraiment son utilisation dans les psychoses qu'à partir de 1954. C'est-à-dire au moment même où l'on commençait à traiter les psychotiques avec la chlorpromazine. Pierre Deniker, qui fut un des introducteurs de la chlorpromazine en 1952, a été jusqu'à écrire dans un texte en forme de bilan : « La réserpine, deuxième des neuroleptiques, a pratiquement disparu faute d'être prescrite et faute de débouchés commerciaux. » Et il souligne : « Est-ce à dire que nous avons des produits plus efficaces et mieux tolérés ? Ce

---

9. Il s'agit de la médecine traditionnelle hindoue, dont la tradition est conservée dans des textes en sanskrit, deux fois millénaires. Lire Francis ZIMMERMANN, *Le Discours des remèdes au pays des épices*, Payot, Paris, 1989.
10. Thérèse LEMPÉRIERE, « Mise au point de la cure neuroleptique », *in Histoire d'une découverte en psychiatrie*, Doin, Paris, 1992.
11. A ce propos, Georges Devereux écrit : « Autant que je sache, la découverte que la *Rauwolfia serpentina* peut être utilisée dans la chimiothérapie des maladies mentales ne provient pas *directement* de son utilisation dans le même but dans l'Inde ancienne. » C'est selon lui une des conséquences du fait qu'on ne se demande jamais « si les systèmes de pensée (des théories dites primitives) peuvent contribuer concrètement à une compréhension scientifique du comportement ». On ne s'intéresse à eux que comme « phénomène culturel » et non comme « science » (Georges DEVEREUX, *De l'angoisse à la méthode dans les sciences du comportement*, Aubier, Paris, 1994).

n'est pas le cas [12]. » Autant dire que l'histoire de la réserpine et du « retard » de son utilisation posent un vrai problème de compréhension à l'historien.

Jean Garrabé, dans son *Histoire de la schizophrénie* [13], attire notre attention sur un autre événement très peu connu qui fait également problème. A partir de 1940, Paul Guiraud et Jean Daumezon ont utilisé un antihistaminique de la même famille que la chlorpromazine, le Phénergan, pour calmer les états d'excitation chez leurs patients « sans que l'on s'aperçoive que ce sont là les prémices d'une nouveauté révolutionnaire ». Et Jean Garrabé s'interroge : « Est-ce l'époque qui en interdisant les échanges scientifiques internationaux empêchait que soit perçu le caractère novateur de cette thérapeutique, ou bien ne disposait-on pas encore des outils conceptuels permettant de comprendre l'intérêt théorique de cette innovation ? »

On a vu que les pères fondateurs de la psychiatrie avaient opposé le traitement moral à tout usage de substances pharmacologiques. Mais très vite le traitement moral et les ambitions de ses initiateurs ont été passés aux oubliettes. Le triomphe de la théorie de la dégénérescence morale à partir de la seconde moitié du XIXe siècle a pu entraîné un certain fatalisme quant aux traitements possibles, en dehors de la prophylaxie. Car bien avant la date de 1952, on a une vraie connaissance organisée des substances qui agissent sur le psychisme humain. En 1924 on disposait, grâce à Louis Lewin [14], d'une classification déjà très élaborée des substances psychoactives, qui tient compte des connaissances pharmacologiques et cliniques du moment, en cinq catégories : les calmants qu'il appelle « euphorica » (opium), les hal-

---

[12]. Pierre DENIKER, « Les neuroleptiques sont-ils l'équivalent de la libération des chaînes ? », in *Histoire d'une découverte en psychiatrie, op. cit.*

[13]. Jean GARRABÉ, *Histoire de la schizophrénie*, Seghers, Paris, 1992, p. 156.

[14]. Christian Bachmann et Anne Coppel ont retracé l'histoire de cette période où la pharmacologie des substances psychoactives est dominée par le problème de la toxicomanie (Christan BACHMAN et Anne COPPEL, *Le Dragon domestique, deux siècles de relations étranges entre l'Occident et la drogue*, Albin Michel, Paris, 1989).

les deux médecines

lucinogènes ou « phantastica » (peyolt et cannabis), les enivrants ou « inebriantia » (alcool), les hypnotiques ou « hypnotica » (chloral) et les stimulants ou « excitantia » (caféine). Hormis les produits à usage hypnotique (Véronal, Gardénal, etc.), on ne les utilise pas dans un but thérapeutique. Cette classification sert essentiellement à faire le point sur les différentes toxicomanies.

Les tentatives précoces, comme celle de Moreau de Tours, ou plus tardives, comme celle de Guiraud et Daumezon, sont restées isolées et n'ont jamais réussi à « inquiéter » la psychiatrie dans son ensemble. On a sans doute, tout au long du XIXe siècle (et au début du XXe) utilisé beaucoup de substances pour calmer les malades. Mais cela n'a pas fait histoire, au sens où ces usages auraient créé une expérience transmissible, discutable et pouvant donc faire l'objet d'améliorations. Et là encore on retrouve cette incertitude au niveau des historiens de la médecine : la psychopharmacologie ne les a pas intéressés [15]. En revanche, on ne peut être que frappé par l'importance du problème posé aux psychiatres d'avant l'ère des psychotropes, par l'usage toxicomaniaque de substances psychoactives. En témoignent les textes de Gaëtan Gatian de Clérambault (1872-1934) consacrés à cette question entre les deux guerres. Depuis son poste d'observation privilégié à l'Infirmerie spéciale du dépôt de la Préfecture de police, il accumule une masse de connaissances phénoménologiques impressionnante sur l'ensemble des substances psychoactives utilisées : alcool, opium, éther, chloral, morphine. Ces produits peuvent provoquer des délires, ce qui l'amènera à parler de « psychoses toxiques ». Mais on ne va pas au-delà. Chez Clérambault, on a d'ailleurs le sentiment d'un abandon, non pas peut-être du caractère curable de la folie, mais

---

15. Ainsi Gladys Swain écrit : « Il y a dans le cas qui nous intéresse, toute une préhistoire de la psychopharmacologie qui n'a jamais été sérieusement étudiée. » (Gladys SWAIN, *Dialogues avec l'insensé, op. cit.*, p. 264.)

du fait que la guérison pourrait dépendre de l'action du psychiatre, quelle qu'elle soit.

Toutes les substances psychoactives semblent donc appartenir, pour le psychiatre d'avant la Seconde Guerre mondiale, au monde incontrôlable de la toxicomanie. Il ne dessine aucun mode d'emploi pour elles. On peut même penser que les psychiatres prescrivaient peu des hypnotiques [16] alors très consommés, et que les patients pouvaient se procurer le plus souvent directement chez le pharmacien. Ils ne les voyaient qu'une fois entrés dans un état de dépendance et n'intervenaient que pour le sevrage, dont les techniques faisaient l'objet de discussions.

Pourtant tous les psychiatres ne renoncent pas à soigner leurs patients. Ainsi s'inventent une série de techniques qui font appel à ce qu'on peut appeler des médicaments, mais qui ont tous en commun de ne pas être des substances psychoactives. Les protagonistes débattront jusqu'en 1950, date du premier congrès mondial de psychiatrie à Paris, de la méthode de choc la plus efficace. En 1917, l'Allemand Julius Wagner Ritter von Jauregg avait introduit la « malariathérapie » : il avait constaté que les malades s'amélioraient après un accès fébrile. C'est d'abord la paralysie générale, développement de la syphilis (et qui avant la Première Guerre mondiale était la cause d'entrée à l'asile dans 10 % à 20 % des cas [17]), qui est traitée par inoculation du germe du paludisme. En 1933, l'Allemand Manfred Sakel invente l'insulinothérapie, d'abord dans les cures de sevrage des toxicomanes à la morphine. C'est surtout après un coma hypoglycémique provoqué par l'insuline que les améliorations sont constatées. La même thérapeutique est utili-

---

16. Jean Garrabé, après Morel et Quétel, signale toutefois la tentative de soigner la schizophrénie par des cures de sommeil induites avec des barbituriques, pour libérer les malades de « leurs automatismes » (Jean GARRABÉ, *Histoire de la schizophrénie*, *op. cit.* ; Pierre MOREL et Claude QUETEL, *Les Médecines de la folie*, Hachette, Paris, 1985).

17. Toutes ces informations sont extraites du livre de Pierre PICHOT, *Un siècle de psychiatrie*, *op. cit.*

les deux médecines

sée dans la schizophrénie. Le neuropsychiatre hongrois Lazlo von Meduna provoque, quant à lui, des convulsions (avec du camphre puis avec du pentylenetrazol, ou cardiazol, ce dernier étant beaucoup moins dangereux) chez les patients psychotiques. C'est au même moment que sont pratiqués en Italie les premiers électrochocs, par Hugo Cerletti et Lucio Bini, également dans le traitement de la schizophrénie. Tous se retrouveront en 1937 à une réunion internationale en Suisse (à Münsingen) pour débattre des « traitements modernes ».

Pierre Deniker[18] raconte l'épisode suivant qui date de 1939, alors qu'il appartenait à un service de neuropsychiatrie militaire : « Un de nos infirmiers étant "devenu fou", Henri Ey m'ordonna de chercher au service peinture de la térébenthine "bien sale". Injectée à la cuisse du malade, elle déclencha un abcès avec fièvre, et le malade guérit. » Les techniques utilisées alors étaient ainsi l'insulinothérapie, la pyrétothérapie, les méthodes de choc. Il s'agissait de provoquer une crise, un événement paroxystique. Les électrochocs qui continuent aujourd'hui à être pratiqués avec succès dans les dépressions graves constituent une des rares survivances de ce type de traitement[19].

Il semble donc bien que l'idée de la guérison par la crise, ou le choc provoqué, constitue le point commun de tous les traitements des pathologies mentales tentés entre les deux guerres. Comme s'il y avait eu une reviviscence des idées vitalistes dans lesquelles Pinel avait puisé au moment où il proposait le traitement moral, et qui ont pu se maintenir dans la tradition allemande que nous avons évoquée au chapitre 3.

---

18. Pierre DENIKER, « Les neuroleptiques sont-ils l'équivalent... », *loc. cit.*
19. « Ce traitement est irremplaçable, car ses risques thérapeutiques sont moindres que ceux des chimiothérapies et ses indications spécifiques sont des accès dépressifs graves. Les critiques qui lui sont encore faites relèvent plus d'une question doctrinaire que d'une appréciation réelle de ses risques. » Ce point de vue du psychiatre Pierre Péron-Magnan est largement partagé par les cliniciens (Pierre PÉRON-MAGNAN, « L'ère moderne des thérapeutiques biologiques », *in* Jacques POSTEL et Claude QUETEL (sous la direction de) *Nouvelle Histoire de la psychiatrie*, Dunod, Paris, 1994).

Un nouveau paradigme

Il se passe donc incontestablement quelque chose d'important en 1952 avec la mise à disposition des psychiatres de la chlorpromazine. D'où vient ce nouveau médicament ? Il a une histoire assez semblable à tous les médicaments inventés depuis cette date. Une molécule, la phénothiazine, est synthétisée en 1883 par Bernthsen [20] à Heidelberg, lors de travaux menés par les chimistes allemands sur les colorants. En 1934, son activité insecticide est mise en évidence, puis son activité antihelminthique (contre les vers parasites). Puis on cherchera des dérivés ayant une action antimalarique, mais on découvre alors une activité antihistaminique (antiallergique) pour certains dérivés de la phénothiazine. C'est ainsi qu'apparaît le Phénergan. On s'apercevra alors que ce type de produits a également un effet sédatif et hypnogène. La chlorpromazine est l'un d'entre eux. Mais il faudra attendre les premières observations cliniques du chirurgien Henri Laborit pour que les psychiatres Jean Delay et Pierre Deniker prennent l'initiative de la tester sur des patients psychotiques hospitalisés à Sainte-Anne.

Des querelles ont éclaté pour savoir qui était véritablement à l'origine du « premier neuroleptique » : Laborit, qui a constaté le premier que la chlorpromazine mettait les patients devant subir une opération chirurgicale dans un état d'indifférence ? Delay et Deniker, patrons du service de psychiatrie de Sainte-Anne, qui l'administrèrent aux premiers psychotiques, publièrent la première observation, et inventèrent le mot « neuroleptique » pour décrire le type d'effet observé ? Mais pourquoi éliminer les chimistes qui l'ont synthétisée pour la première fois ? Et les médecins responsables des études cliniques au sein du laboratoire pharmaceutique qui décidèrent de confier la molécule aux cliniciens pour qu'ils

---

20. Sur cette histoire, voir J.C. Blanchard et L. Julou, « La découverte de la chlorpromazine, le premier neuroleptique : un enseignement pour la recherche préclinique des psychotropes », in *Histoire d'une découverte en psychiatrie*, op. cit.

la testent ? Une telle querelle est évidemment sans fin, car les modes d'invention, en rhizome, ne correspondent pas à l'idéal d'une histoire linéaire. Ce qui est certain, c'est que Delay et Deniker eurent très tôt conscience de l'importance du tournant qui se préparait : ils publient, organisent un congrès international, décident d'une nomenclature.

La grande idée qui naît en 1952, avec la mise au point de la chlorpromazine, est celle d'un traitement de la psychose au long cours. L'effet attendu de ce médicament n'est pas du même type que celui qu'on cherchait à obtenir avec les médications de crise : il ne s'agit pas de guérison au sens plein du terme. La chlorpromazine calme les patients agités, fait disparaître les symptômes productifs, « assèche » le délire et les hallucinations. A fortes doses, elle peut « figer » les patients de manière spectaculaire, laissant apparaître (ou créant ?) des comportements déficitaires, ce qui lui vaudra l'accusation d'être une « camisole chimique ». On ne parlera pas de patients guéris, mais de patients « stabilisés ». La chronicité ne va pas disparaître mais elle va changer de sens et sera de plus en plus appréciée sous la forme d'un « handicap », et plus récemment encore, d'un handicap social. Cette idée d'un traitement médicamenteux au long cours de la psychose pourrait bien venir, d'une certaine manière, assurer définitivement la préoccupation de Pinel et Esquirol : le rôle dirigeant des médecins dans les asiles. L'année 1952 pourrait donc venir boucler le processus commencé par Pinel avec l'enlèvement mythique des chaînes : l'intégration de la psychiatrie à la médecine. Ce changement de paradigme en psychiatrie coïncide en effet avec le bond en avant vécu par la médecine de l'époque qui vient d'inventer la pénicilline. La psychiatrie s'intègre désormais à ce rythme-là. L'année 1952 viendrait donc également inverser brutalement le processus de démédicalisation opérée juste après la Seconde Guerre mondiale.

L'année 1952 ouvre un processus d'invention qui n'est

pas lié organiquement avec un savoir qui aurait été accumulé sur les substances psychoactives. Leur étude s'est perdue entre poésie et toxicomanie. L'arrivée de la chlorpromazine est le fruit d'un détour. Les médicaments utilisés en psychiatrie n'ont pas une longue histoire qui leur serait propre, mais constituent une bifurcation pour des produits utilisés en médecine somatique. Elle a amené également à une coupure qui semble irrémédiable avec les produits psychoactifs traditionnellement connus et utilisés (comme le haschisch ou l'opium) qui n'ont jamais pu trouver une place, se trouvant hors du rhizome de l'invention, et qui vont errer, sans mode d'emploi, définissant les terres des toxicomanies.

Passage du traitement de crise au traitement de longue durée, rebond dans l'intégration de la psychiatrie à la médecine : à ces deux changements s'en ajoute un troisième qui frappe l'historien. Une formule revient en permanence chez tous les contemporains : la fin de la peur. Avant 1952, écrit par exemple Michel Goudemand[21], « par-dessus ces réalités (le mauvais état des hôpitaux psychiatriques), persiste la peur de la folie ». Le psychanalyste Léon Chertok raconte[22] dans ses mémoires ses premiers contacts avec des schizophrènes : il est lui aussi frappé du sentiment de peur, et il y voit même le meilleur moyen de porter un diagnostic de schizophrénie. Plus récemment, Édouard Zarifian[23] écrit encore la même chose : « L'effet sédatif calmant les agités et les malades agressifs, les soignants ont moins peur et modifient leurs pratiques professionnelles. »

Grâce aux neuroleptiques, les thérapeutes, médecins et infirmiers, cessent donc d'avoir peur des patients. Cet effet est évidemment dû au fait que les neuroleptiques rendent les patients « indifférents ». Sur cet effet direct

---

21. Michel GOUDEMAND, « La situation hospitalière avant et immédiatement après l'introduction du Largactil », in Histoire d'une découverte en psychiatrie, op. cit.
22. Léon CHERTOK, Isabelle STENGERS et Didier GILLES, Mémoires d'un hérétique, La Découverte, Paris, 1991.
23. Édouard ZARIFIAN, Des paradis plein la tête, op. cit.

des neuroleptiques, on a produit une abondante littérature. Curieusement, si tous les contemporains ont noté cette transformation chez les médecins et les infirmiers, elle n'a jamais fait l'objet d'une véritable analyse. Comme si l'effet de miroir auquel elle renvoyait était inconvenant. La peur ou l'angoisse constitue un problème pour le scientifique confronté à l'étude des vivants et plus spécialement des vivants humains. Georges Devereux a consacré un livre entier à ce problème : « Il est légitime que le savant ayant affaire à un matériau anxiogène cherche les moyens de réduire suffisamment son angoisse pour accomplir efficacement son travail [24]. » Mais le chercheur doit toujours être attentif à la manière dont il supprime cette angoisse : elle peut devenir un obstacle à toute créativité scientifique. Les outils d'observation créés par le chercheur peuvent avoir pour principale vocation d'éloigner le sujet de l'étude, de dresser une barrière entre l'observateur et l'observé. Ils se transforment alors d'outils scientifiques en outils de protection et deviennent un obstacle à une science du comportement. Ce qui ouvre sur un problème : la manière dont nous inventons les psychotropes, territoire dérivé du grand rhizome de l'invention des médicaments, fonde-t-elle une pratique scientifique qui serait constitutive d'une science du comportement des humains ?

L'ère des psychotropes

Le succès des neuroleptiques a fait l'objet de nombreux débats. Pierre Péron-Magnan [25] a étudié la courbe de la population des hôpitaux américains de 1905 à 1975. De 1905 à 1952 le nombre de patients hospitalisés augmente régulièrement, passant de moins de 100 000 à plus de

---

24. Georges DEVEREUX, *De l'angoisse à la méthode dans les sciences du comportement*, op. cit.
25. Pierre PÉRON-MAGNAN, « L'ère moderne des thérapeutiques biologiques », loc. cit.

500 000 personnes. C'est précisément à partir de l'introduction de la chlorpromazine que la courbe s'inverse (et non pas à partir de 1945, ce qui serait cohérent avec une autre explication : celle d'un changement de comportement des soignants après le choc que fut l'univers concentrationnaire nazi et l'introduction de la psychanalyse dans les institutions soignantes) : en vingt ans on est quasiment revenu au niveau de 1905. Les courbes seraient les mêmes dans toutes les statistiques européennes. L'ère des neuroleptiques en Occident est celle du déclin des hôpitaux psychiatriques.

Mais les neuroleptiques ne sont que la première famille de médicaments d'un vaste ensemble composé de tous les psychotropes. Les premiers antidépresseurs naissent également d'une nouvelle application pour des médicaments utilisés dans d'autres indications de médecine somatique (le premier antidépresseur est un dérivé d'un antibiotique, le Rimifon). Le nouveau rhizome créé comme une dérivation sur le rhizome des médicaments a donné naissance à trois grandes classes de produits : les neuroleptiques, les antidépresseurs et les tranquillisants (anxiolytiques et hypnotiques). Cet ordre historique dans l'invention est troublant : les neuroleptiques sont des « antipsychotiques » et s'adressent donc aux troubles les plus graves ; les antidépresseurs soignent un trouble qui selon sa gravité est considéré soit comme appartenant à la psychose (la mélancolie), soit comme « dépression névrotique » et plus récemment « dysthymie » ou « dépression récurrente brève » ; les tranquillisants soignent des troubles névrotiques (angoisse, anxiété, troubles du sommeil) à la limite de ce que Édouard Zarifian appelle « problèmes existentiels [26] ». On peut avoir le sentiment que les travaux des chercheurs ont débouché au fil des années sur l'invention de psychotropes soignant des troubles de moins en moins graves. Comme s'il y avait une sorte de « dégénérescence » des ambitions

---

26. Édouard ZARIFIAN, *Des paradis plein la tête, op. cit.*

les deux médecines

déclarées en 1952. On risque ainsi de se retrouver avec des médicaments dont les usages pourront recouper ceux des toxiques psychoactifs traditionnels.

L'ensemble des médicaments psychotropes fait l'objet des mêmes procédures d'étude que l'ensemble des médicaments. Ils doivent passer par l'épreuve de l'étude contre placebo. Or nous sommes ici dans une situation limite car on ne dispose pas pour le psychisme humain de repères fixes du type de ceux qui existent pour de nombreuses maladies organiques. La liste des items permettant de mesurer l'efficacité d'un traitement est idéalement constitué par des constantes biologiques (mesure de la pression artérielle, constantes biologiques sanguines, fièvre, etc.) ou encore par une symptomatologie précise et facilement identifiable. Or, un des échecs de la psychiatrie biologique est justement l'impossibilité de déterminer ce type de constantes. Quant à la mesure des comportements, elle est soumise à une redéfinition permanente, qui traduit bien la difficulté et dont témoigne la rediscussion permanente de la nomenclature des pathologies mentales qu'est le manuel diagnostique et statistique des troubles mentaux (DSM) de l'Association américaine de psychiatrie.

La psychiatrie s'est donc installée depuis 1952 dans une situation paradoxale : les troubles psychiatriques sont définis de manière psychologique alors que leur traitement par des médicaments renvoie à la biologie. Les psychotropes modernes ont figé cette situation d'une articulation contraignante entre biologie d'un côté et psychologie de l'autre qui en font deux domaines appuyés l'un sur l'autre mais dont l'étanchéité est maintenue. La psychologie dont il est en effet question est privée de tout appui sur une médication psychologique. Une des conséquences en est que le classement des psychotropes et celui des troubles mentaux se font et évoluent de concert, la pratique des uns déterminant celle des autres, sans que l'on ait réussi à faire apparaître de points fixes. Il semble même que ce soient les médicaments qui

l'invention des psychotropes

constituent les meilleurs points de repère. Il s'agit d'une vraie différence avec les pathologies organiques. La capacité à inventer un type de risque original qui définit l'invention et les promesses des médicaments apparaît donc comme beaucoup plus fragile en psychiatrie.

On peut maintenant revenir à la question que nous posions au début de ce chapitre : que s'est-il passé en 1952 ? Peut-être que la dispute entre psychanalystes et psychiatres d'orientation biologique pour savoir qui a permis de « désinstitutionnaliser » les hôpitaux psychiatriques après la guerre est une fausse querelle. La question de l'enfermement faisait question de tous les côtés et on était alors à la recherche d'une nouvelle manière de gérer la maladie mentale qui soit cohérente avec la nécessité de rompre avec tout ce qui pouvait rappeler les crimes nazis. On pourrait faire l'hypothèse que les psychanalystes ont été les premiers à formuler de nouveaux concepts, à expliciter ce qui correspondait à un besoin largement partagé, mais que ce sont les médicaments qui sont venus répondre à ces nouvelles exigences. Rendant compte de l'analyse par Michel Foucault des « sociétés disciplinaires » au XVIIIe, XIXe et début du XXe siècle, Gilles Deleuze a montré le surgissement d'un autre modèle appelé à détruire progressivement le précédent : celui des « sociétés de contrôle[27] ». Les neuroleptiques et la psychanalyse auraient été les moyens d'inventer la gestion, sous forme de « contrôle » et non plus d'enfermement, des troubles mentaux, et des malades (évidemment redéfinis).

Cette hypothèse permet de mieux comprendre les limites de nos inventions et des usages que nous réservons aux substances psychotropes. Il n'y a pas place pour toutes les substances psychoactives dans le modèle qui s'impose progressivement au tournant de 1952 : pour

---

27. Gilles DELEUZE, « Post-scriptum sur les sociétés de contrôle », article publié dans *L'Autre Journal*, n° 1, mai 1990. Repris dans Gilles DELEUZE, *Pourparlers*, Minuit, Paris, 1990.

les deux médecines

prendre un exemple, les substances hallucinogènes inventées par les chimistes (en premier lieu le LSD, mais aussi la mescaline) ont été rapidement éliminées. Toutes les substances inventées et commercialisées peuvent finalement être déclinées sur un seul axe, de haut en bas. En haut, se situeraient les substances « stimulantes », comme les différentes catégories d'antidépresseurs. En bas, on pourrait placer les substances tranquillisantes dont les plus puissantes sont les neuroleptiques, très justement appelés « tranquillisants majeurs » aux États-Unis. Cette classification n'est évidemment pas définitive mais « intentionnelle » et ne rend pas compte de tous leurs usages, mais elle constitue un bon point de départ pour suivre l'histoire de ce type de médicaments.

L'essentiel des produits actuellement commercialisés peut trouver place sur cet axe. Or, ces deux extrémités correspondent aux deux formes les plus spectaculaires du risque d'exclusion sociale : par repli sur soi en haut (l'incapacité à agir est une dimension sur laquelle les antidépresseurs doivent être efficaces), par agressivité dangereuse en bas (on retrouve ici sous une forme actualisée la vieille distinction entre la « fureur » et la « mélancolie », utilisée par les anciens pour décrire toutes les formes de la folie). Au milieu on pourra placer le lithium. Un peu en dessous, on trouvera l'anxiété calmée par les tranquillisants mineurs, essentiellement les produits de la famille des benzodiazépines. Nos médicaments psychotropes inventent bien une société où la folie n'a plus besoin d'être enfermée, mais stabilisée dans ses manifestations les plus désocialisantes. Le mot « stabilisation » est d'ailleurs passé dans le langage des cliniciens pour décrire l'effet recherché : on parle désormais de « patients stabilisés ». Le contraste est donc très fort avec les traitements de crise de l'entre-deux-guerres ou le traitement moral de l'époque de Pinel : il s'agissait alors toujours de « déstabiliser » le patient pour provoquer sa guérison.

On peut faire l'hypothèse que la psychanalyse a joué un rôle essentiel dans ce passage de traitements déstabilisants à des traitements stabilisants. Elle a joué le rôle d'un « milieu dense », fournisseur de références générales qui semblent aller de soi, et développé une théorie de la relation entre l'analysé et l'analysant qui exclut, au nom de la liberté, toute situation traumatique, toute « ingérence ». Pour prendre un exemple, son refus des techniques d'hypnose s'inscrit désormais dans ce contexte et devient un refus éthique, alors que Freud l'avait abandonnée au nom de l'efficacité thérapeutique.

Les progrès apportés par les nouveaux neuroleptiques sont aujourd'hui appréciés en fonction du degré de réinsertion sociale qu'ils permettent. Les neuroleptiques retard, prescrits une fois par mois, couronnent ce processus. On va ainsi orienter la sélection des molécules afin qu'elles opèrent ce que l'on pourrait appeler « un pli » sur elles-mêmes, quant à leurs effets. Le risque est en effet de faire passer les patients d'une des parties de l'axe sur l'autre. Les premiers neuroleptiques avaient un effet « tassant », qui leur a valu de se faire appeler « camisoles chimiques » ; on exige des nouveaux neuroleptiques qu'ils soient antidéficitaires, c'est-à-dire qu'ils permettent de supprimer les hallucinations et le délire, tout en ne momifiant pas le patient.

A l'autre bout de notre axe (substances stimulantes), on est en train d'assister à un phénomène parallèle. Les nouveaux antidépresseurs (les inhibiteurs de la recapture de la sérotonine) dont le plus célèbre est le Prozac, sont capables de stimuler les fontions d'éveil (ils « excitent dans la tête ») tout en inhibant les comportements, en favorisant un autocontrôle. Ils se différencient donc très nettement des amphétamines ou de certains antidépresseurs.

L'événement constitué par 1952 ne peut donc pas être réduit à la découverte fortuite et miraculeuse de psychotropes. C'est notre conception du monde qui a changé. Et les psychotropes modernes nous ont aidés à définir ce nouveau monde social.

6

Héritages

Notre médecine a vocation universelle parce qu'elle est une médecine biologique, la biologie étant la manière la plus universaliste et abstraite de qualifier les vivants [1]. La médicalisation des troubles mentaux, désormais ancrée dans la prescription des psychotropes, intègre ce qui relève de la vie psychique à cet universalisme.

La question se pose désormais de savoir la place que peut occuper la psychanalyse dans ce nouveau dispositif. Peut-elle rester un « recours théorique », comme c'est le cas depuis cinquante ans, pour fournir à l'approche du psychisme une psychopathologie (c'est-à-dire un système de compréhension globale) comprenant ce qu'on pourrait appeler en simplifiant les « événements de vie », ce qui est évidemment impossible pour la biologie ? Les années

---

[1]. L'universalisme de la biologie a aussi ses limites : les corps humains ne réagissent pas de la même manière aux mêmes substances chimiques sur toute la planète. Ceux qui mettent au point des médicaments doivent en tenir compte. Il y a, par ailleurs, toutes les raisons de penser que des différences psychiques (entre cultures) entraînent aussi des différences de réactions au niveau biologique. La biologie est d'autant plus abstraite et universelle qu'elle est une biologie *in vitro* (culture de cellules, biologie moléculaire).

de l'immédiat après-Seconde Guerre mondiale ont vu la psychanalyse et la psychiatrie se rapprocher étroitement, mais dès 1952 l'invention des premiers psychotropes a créé les conditions d'un écart à nouveau grandissant. Et cela au moment même où l'on découvrait la puissance de l'effet placebo.

La psychanalyse a fait comme si les médicaments psychotropes n'existaient pas. Elle a en revanche adoré les confrontations avec les neurosciences : on discutait entre sciences royales. Ce n'est que très récemment qu'elle a pris conscience de la concurrence créée par les médecins généralistes qui ont désormais à leur disposition des psychotropes de prescription facile. Or, la seule critique que les psychanalystes sont capables d'apporter aux médecins généralistes consiste à les accuser d'être des « dealers en blouse blanche » et d'être les agents d'une surconsommation.

Si la biologie est universaliste par nature, la psychanalyse dans son effort pour « faire science » s'est également définie comme un universalisme en séparant la vie psychique de la culture. La topologie freudienne du psychisme serait caractéristique de l'humain en général. La manière de guérir aussi. C'est ainsi qu'elle a créé l'essentiel des concepts dans lesquels la psychiatrie biologique s'est paradoxalement installée. Son universalisme et son incapacité à maîtriser les objets thérapeutiques risquent fort d'entraîner sa marginalisation dans le champ des thérapeutiques. Elle semble de moins en moins susceptible de représenter les acquis de cette deuxième médecine, celle qui soigne par influence.

Il n'est donc pas étonnant que se manifeste en permanence, et sous des formes particulièrement éclectiques, une critique de la médecine moderne et de son manque d'attention pour « l'homme individuel [2] », qui ne fait pas

---

2. Nous récusons cette forme d'auto-accusation, comme François Dagognet : « La formule "il n'y a pas de maladies, il n'y a que des malades" nous semble l'une des plus indéfendables et des plus pernicieuses : elle revient à soutenir l'empirisme, qui

du tout référence à l'héritage psychanalytique. On entend souvent des déclarations d'intention qui prétendent naïvement vouloir ajouter de l'humanisme à la technique, sous la forme d'un « supplément d'âme ». Comme si ce n'était pas du sein de nos agencements techniques les plus sophistiqués que resurgissait la question de l'influence, ce que l'on peut voir avec l'effet placebo. Nos techniques sont-elles autre chose que de l'« humain concentré » ? Pour certains, ces insuffisances pourraient être comblées en faisant appel à des médecines qui n'ont pas disqualifié les techniques de suggestion. Au sein même de la médecine moderne et universitaire resurgissent en permanence des médecines hétérodoxes, ceux qui les pratiquent échappant ainsi à l'accusation d'exercice illégal de la médecine. Ultime vengeance des charlatans disqualifiés ?

Le passage d'un système thérapeutique à un autre

On a souvent voulu importer dans les sociétés occidentales des techniques thérapeutiques et des médicaments issus des sociétés traditionnelles, avec l'idée que notre savoir scientifique pourrait en intégrer facilement les aspects positifs, séparer le bon grain de l'ivraie. Régulièrement, on voit ainsi resurgir l'idée d'aller puiser dans les savoirs traditionnels sur les plantes pour découvrir de nouvelles molécules actives. Pourtant, aucun des grands médicaments récents utilisés en Occident n'est issu d'un savoir traditionnel non occidental[3]. Il ne s'agit évidemment pas, comme certains naïfs peuvent le penser, de mauvaise volonté, ou d'un complot des firmes pharma-

---

obligatoirement engendre une forme de scepticisme. » (François DAGOGNET, *Corps réfléchis*, Odile Jacob, Paris, 1990, p. 8.)

3. Ce qui ne veut pas dire, comme on l'a vu au chapitre 1, qu'aucun médicament nouveau n'est issu de recherche sur les plantes les plus diverses. Au contraire, c'est une voie de recherche très active, mais elle fait peu appel aux connaissances accumulées par les thérapeutes traditionnels.

ceutiques multinationales qu'il est facile de dénoncer rituellement. Au contraire, beaucoup de tentatives ont été faites, mais le passage d'un « système thérapeutique » à un autre ne va pas de soi ; c'est un événement extrêmement rare. Il ne relève pas de la bonne volonté et ne peut pas être la simple captation d'une molécule chimique. Les plantes utilisées par les thérapeutes traditionnels le sont dans des rituels très spécifiques. Hors de ces rituels qui permettent de définir à la fois la pathologie et le traitement adéquat, il est difficile de repérer et « transférer » dans notre propre système une activité que nous exigeons interprétable en termes purement pharmacologiques.

Ainsi, la multiplicité des composants de chaque médicament issu d'une pharmacopée traditionnelle rend infini, et donc bien souvent impossible, le travail du pharmacologue occidental, qui cherche *la* molécule efficace. Pour prendre encore une fois un exemple dans la médecine indienne ayurvédique, un médicament est souvent constitué à l'aide d'une cinquantaine de plantes travaillées d'une manière très précise (cuisson et mélanges). Ce type de médecine s'est inventé (et continue à s'inventer) par multiplication des mixtes, à l'inverse de la médecine occidentale qui a inventé avec la chimie moderne des outils pour toujours davantage extraire et purifier. Les points de rencontre entre les deux médecines, qui ont pris des orientations opposées, ne peuvent donc être qu'extrêmement rares. La médecine ayurvédique, dont tous les médicaments sont très complexes, évolue en accumulant et en transmettant des masses de savoirs et de techniques, sans avoir besoin de les revérifier à chaque étape et lors de chaque opération de transmission. La connaissance est transmise selon des procédures qui sont, au moins en partie, des initiations.

Le scientifique occidental, quelle que soit sa bonne volonté, se trouve donc devant une tâche de « traduction » tellement immense qu'elle en devient impossible. Comment isoler les milliers de substances candidates au rôle de substance active au sein d'un mélange de plantes ? Comment étudier ensuite leurs éventuelles potentialisations ? Même un essai clinique, selon nos normes scientifiques, du mélange proposé en tant que tel, est difficile à réaliser : les pathologies ne sont pas définies de la même manière et le thérapeute traditionnel se sentira floué par l'isolement du médicament en question d'avec les rituels qui doivent l'accompagner et qui sont impossibles à reproduire dans une étude contre placebo classique. Nous aurons tendance à ne pas tenir compte de ces rituels, que nous avons l'habitude de disqualifier sous le nom d'effet placebo, alors que l'on peut penser que les médecines traditionnelles ont justement appris des manières toujours spécifiques de potentialiser les effets de suggestion et les effets propres des plantes utilisées. Nous chercherons des effets étiologiques alors que l'effet recherché par le thérapeute traditionnel n'est peut-être que symptomatique ou psychologique. Francis Zimmermann donne l'exemple suivant : « L'action des évacuants n'est pas purement mécanique ; elle n'est efficace et bénéfique que dans certaines conditions psychologiques et morales [4]. »

On peut d'ailleurs s'amuser, même si cela ne constitue pas une démonstration, à se représenter les difficultés et l'absence probable de résultat, du « transfert » inverse, c'est-à-dire du passage d'un médicament de la médecine occidentale dans un système thérapeutique traditionnel ! Sans nos propres rituels (prises à intervalles de temps réguliers, durée précise de traitement, respect des contre-indications, etc.) et surtout sans notre définition de la pathologie, que reste-t-il de l'efficacité de nos médicaments ?

Il est une raison plus fondamentale qui explique la difficulté de ce type de captation. Elle tient à la nature même de la recherche telle qu'elle se fait réellement. Le scientifique à la recherche de thérapeutiques tradition-

---

4. Francis ZIMMERMANN, *Le Discours des remèdes au pays des épices*, op. cit., p. 177.

héritages

nelles se trouve plongé dans un univers multiple : il devra travailler sans références et sans un fil conducteur qui soit spécifique à son domaine. Le scientifique qui propose qu'une substance devienne un médicament suit une lignée chimique ou un certain type de récepteurs cellulaires pendant des années. Il échange des informations avec les quelques chercheurs qui, dans d'autres laboratoires universitaires ou privés, travaillent également avec le même fil conducteur. Ils échangent des informations dans les congrès. On a vu, au chapitre 1, que le rhizome de la mise au point des médicaments se constituait ainsi. Un médicament ne sort jamais tout armé de la tête d'un chercheur. Mais quel peut-être le fil conducteur d'un scientifique au contact de guérisseurs traditionnels ? Comment va-t-il collaborer avec eux et eux avec lui ? Comment pourront-ils « faire rhizome [5] » ? La manière dont il sera obligé de travailler implique un long apprentissage à leur contact. Il devra s'inventer d'autres spécialités et acquérir d'autres compétences pour pouvoir le faire, pour rester en contact avec eux et apprendre d'eux. Il n'est donc pas très efficace d'envoyer nos chimistes ou nos biologistes côtoyer les guérisseurs. Mais alors qui avons-nous à envoyer ?

Il y a donc tout un ensemble de raisons qui cloisonnent de manière très étanche les médicaments dans leur système thérapeutique de référence. Et la médecine occidentale n'y échappe pas. Elle dispose de très peu de moyens pour tirer bénéfice des médecines traditionnelles. Sur ce point son universalisme est presque toujours mis en échec. Les observateurs ont été frappés d'observer, dans un pays comme l'Inde, la coexistence sans interpénétrations des différentes médecines : « La médecine traditionnelle bénéficie en Inde d'une relative vitalité de la culture sanskrite et du libéralisme des lois qui autorisent la concurrence entre médecine hindoue, homéopathie et

---

5. Sur cette notion de « faire rhizome », avec l'exemple de l'abeille et de la fleur, on se rapportera à Gilles DELEUZE et Félix GUATTARI, *Mille Plateaux, op. cit.*

les deux médecines

"allopathie" (la médecine scientifique qu'on prétend considérer là-bas comme une tradition parmi d'autres)[6] », constate par exemple Francis Zimmerman. Les ethnopsychiatres constatent de la même manière l'extraordinaire résistance des médecines traditionnelles face à la médecine occidentale moderne, y compris parmi les populations immigrées dans des pays occidentaux depuis plusieurs générations.

La référence aux médecines traditionnelles prend une autre forme en Occident. C'est le recours inlassable aux médecines dites « douces ». On a alors une version « traduite » (ce qui n'est pas un mal en soi, mais cette traduction fait le plus souvent l'objet d'une dissimulation qui facilite les escroqueries), adaptée, simplifiée et affadie de techniques sophistiquées qui supposent des modes de transmission précis. Comme pour les plantes qui sont inséparables des rituels accompagnant leur prise et de la manière de penser la pathologie, les médecines traditionnelles font bloc avec le mode de vie, les modes alimentaires (avec lesquels ils peuvent être en continuité), voire le climat. Cela amène, pour poursuivre avec l'exemple de la médecine indienne, Francis Zimmermann à écrire : « Il est un sens de la douceur encore plus spécifique, qui rend cette médecine inexportable et ses versions pour étrangers mensongères. C'est l'attachement à la terre, sa flore, son climat. Le vent, le soleil, la pluie donnent à la douceur de vivre, en pays tropical au rythme de la mousson, une physionomie particulière. L'Ayurvéda est donc rien moins que cosmopolite ! C'est au contraire une tradition conditionnée par la géographie des moussons[7]. »

Chaque médecine est donc constituée d'un ensemble d'éléments hétérogènes qui font bloc et définissent une scène thérapeutique spécifique. Les échanges de scène à scène ne peuvent qu'être exceptionnels lorsque les méde-

---

6. Francis ZIMMERMAN, *Le Discours des remèdes au pays des épices, op. cit.*, p. 207.
7. *Ibid.*, p. 210. Francis Zimmerman évoque ainsi la description d'une pathologie qui comprend le symptôme « péché ». On pourra évidemment le traduire par « hystérie », mais cela n'a pas beaucoup de sens...

cines en question reposent sur des socles culturels différents (ce n'est évidemment pas le cas pour l'homéopathie qui peut former des mixtes avec l'allopathie[8] : ils appartiennent à la même tradition) ; ils ne peuvent pas se faire par captation, mais supposeraient l'invention d'une transdisciplinarité particulière, rendue difficile par le statut privilégié que nous donnons à notre propre médecine. Il faudrait apprendre à « faire rhizome ». C'est ce qu'ont fait les ethnopsychiatres, mais ce qui leur est apparu, c'est que les choix des objets thérapeutiques (et donc des plantes) n'était alors pas le plus important.

Il faut donc se construire d'autres références. Il s'agit bien de construire, c'est-à-dire de créer les éléments permettant d'inventer nos devenirs. Il existe en Occident de multiples pratiques qui témoignent de nos anciennes médecines traditionnelles. Elles ont réussi à survivre dans un environnement difficile. Préconiser le retour et le développement de ces pratiques constitue néanmoins une autre impasse qui a été expérimentée par beaucoup. Ce ne sont plus ces pratiques qui constituent l'originalité et l'intérêt de notre héritage en Occident. Ce n'est plus là que s'inventent de nouveaux types de risques producteurs. Il faut bien constater que les médecines parallèles sont en général peu inventives, mais enfermées dans la répétition. Quand elles tentent de s'en échapper, c'est pour « mimer » la médecine scientifique avec ses modes d'expérimentation et ses protocoles.

Les scientifiques sont aujourd'hui en Occident producteurs de nouveautés et de problèmes. Il est absurde de leur reprocher leur trop grande curiosité. A l'inverse, notre difficulté à rendre compte de l'effet placebo pourrait permettre de les accuser de manque de curiosité. Se chercher de nouvelles références, dans les philosophies orientales par exemple, n'est jamais très fructueux. On

---

[8]. C'est ce qu'a montré la sociologue Émilie Gomart dans la communication sur l'homéopathie présentée au congrès de Lyon, « Les médicaments de l'esprit », 20, 21, 22 octobre 1994, à paraître.

les deux médecines

ne pourra plus jamais faire comme si Pasteur, Claude Bernard, la pénicilline, les antidépresseurs et l'aspirine industrielle n'avaient pas existé. Il faut évidemment se garder de railler brutalement les survivances de nos propres médecines traditionnelles. Car, et cela fait partie de nos limites, nous avons peu de moyens pour rendre compte de l'intérêt qu'elles suscitent. Ce qu'il faudrait arriver à définir, c'est une position qui nous permette d'assumer l'héritage de la médecine moderne occidentale tout en ne renonçant pas dans le même temps à apprendre des autres dispositifs techniques de soin et en faisant toujours l'effort de ne pas se mettre en position du juge qui disqualifie[9].

Si la manière dont nous avons inventé la médecine moderne, et en son sein l'aliénisme puis la psychiatrie, s'est faite sur la condamnation et l'oubli de toutes les techniques d'influence, comment reconstruire de nouveaux univers de référence ? Tout retour en arrière est en ce domaine inutile : on ne peut pas tout effacer et faire comme si une autre histoire aurait été possible. Il nous semble également très difficile de s'appuyer sur les restes des techniques occidentales d'influence, comme les techniques d'hypnose, qui ont pu survivre entre les mailles de la médecine officielle, mais qui n'ont cessé d'être l'objet de purifications successives. Les techniques d'influence sont redoutablement difficiles à inventer et à maîtriser : c'est pourquoi la transmission de ce type de savoir fait l'objet de tant de précautions dans toutes les sociétés traditionnelles.

La société occidentale moderne ne doit cependant pas être prise au mot quand elle prétend séparer les inventions scientifiques et techniques, d'un côté, et les effets

---

9. Un argument peut peut-être mieux convaincre la frange de médecins rationalistes et dénonciateurs : la manière dont nous critiquons ce qui nous paraît irrationnel chez nous ne sera pas sans conséquences sur la manière dont nous nous comporterons envers les médecines traditionnelles des pays en voie de développement. Et alors que nos propres médecines « différentes » ont appris à résister à tout déferlement d'arguments, ces autres médecines auront peut-être beaucoup plus de mal à continuer à vivre soumises à ce terrible et bien rodé processus de disqualification.

de suggestion, de l'autre. Elle entremêle aussi les deux. Mais elle n'assume pas le caractère hybride de sa thérapeutique, ce qui nous donne l'impression d'être modernes. Nous avons l'effet placebo. Il est stupéfiant. Mais il n'est pas très honorable dans notre société moderne de vouloir devenir un « maître de l'effet placebo ». Et pourtant, même les médicaments qui se sont révélés efficaces à 100 % lors des études biologiques *in vitro*, perdent, une fois administrés aux êtres humains malades, une partie importante de leur efficacité : les études cliniques montrent une efficacité rarement supérieure à 80 % dans la plupart des cas. Cette capacité du corps humain à contrecarrer, dans 20 % des cas en moyenne, l'action biologique *normalement* provoquée par une substance chimique fait aussi partie de ce domaine mystérieux que nous dénommerons encore effet placebo, faute d'une autre appellation. Rappelons-nous la formule utilisée par Mesmer : le magnétisme *perfectionne l'action des médicaments*. Sommes-nous prêts à considérer comme inévitable cette perte de 20 % ? Ou acceptons-nous l'idée de pouvoir perfectionner (au-delà de l'effet placebo habituel qui s'ajoute toujours à l'action de la molécule) l'action des substances médicamenteuses dont nous sommes si fiers ?

D'autres substances que nous avions cru pouvoir être de bons médicaments semblent inverser leurs effets et produire de la pathologie au lieu d'en éliminer. On aura reconnu les phénomènes d'accoutumance, de surconsommation et même de toxicomanie. Le « perfectionnement » dont nous parlait Mesmer pourrait aussi concerner l'apprentissage de manières de contrôler ce type d'inversion.

Le *pharmakon*

L'analyse de la surconsommation se fait généralement en deux temps : la première partie du raisonnement consiste à dire que des patients consomment des psychotropes alors que leur état ne le justifie pas ; on complète cette constatation par une analyse « sociologique » sommaire : ce sont les personnes en difficulté sociale (personnes âgées, au chômage, etc.) qui en consomment le plus. Un raisonnement d'expert médical et un raisonnement sociologique général issu de grandes enquêtes menées par des instituts de sondage sont ainsi articulés de manière très incertaine puisque l'on glisse toujours imperceptiblement d'un terrain d'expertise à un autre ; cette facilité dans l'analyse ne fait que masquer la difficulté de la médecine moderne à construire des mixtes pratiques permettant la prise en charge de tous les patients. On retombe sur les bons sentiments : les médecins devraient être plus à l'écoute de leurs patients et ceux-ci consommeraient moins de médicaments.

Ce raisonnement est en trompe l'œil : il est répété à l'envi par tous les médias alors qu'il se révèle depuis longtemps incapable de productions fructueuses. Quel est le médecin-expert qui peut aussi facilement décider, indépendamment de la demande, qu'un tel est malade (et doit prendre un hypnotique ou un anxiolytique ou un antidépresseur ou suivre une psychothérapie) et que tel autre ne l'est pas ? Le fait qu'une personne vienne dans le cabinet du médecin ne suffit-il pas à la définir comme malade ? C'est au moins ce qu'il faudrait accepter si on se situe au niveau de « l'écoute » phénoménologique. Mais, de plus, en quoi le fait de constater l'existence de grandes corrélations entre statut social et consommation doit-il exclure l'idée de trouble pathologique, alors que les troubles psychopathologiques sont par ailleurs eux-mêmes définis par un consensus social (mouvant par définition) qui, quant à lui, ne gêne personne ?

Le problème est plutôt que les groupes sociaux, auxquels on fait référence dans l'analyse, disparaissent et sont immédiatement éclatés en catégories cliniques différentes, dès que les personnes qui les composent se retrouvent sous forme d'individus face à un médecin.

Impossible pour eux d'exister en fonction de leur groupe social d'appartenance dans le cabinet du médecin : le diagnostic vise à toujours créer de nouveaux groupes, des groupes « étranges ».

Il faut donc choisir : on ne peut pas être « sociologue » parfois, « expert-médecin » d'autres fois. Ou alors il faut l'être en permanence et pour tous les cas qui se présentent dans le cabinet médical. L'analyse généralement proposée de la surconsommation des psychotropes vise à sauver le modèle médical le plus purifié en se débarrassant de la responsabilité sur des acteurs périphériques (crise sociale, chômage, société stressante, industrie pharmaceutique) trop nombreux et trop vastes pour permettre la moindre action. Ce renvoi permet de « dénoncer », mais il ne permet pas de penser. Dans la pratique, il donne du crédit au modèle de la prohibition, c'est-à-dire à la croyance que c'est par des mesures administratives que ce type de problème peut être résolu. Or, dans tous ces domaines, le modèle de la prohibition est un échec patent.

On pourrait dire de manière provocante que le problème de la surconsommation des psychotropes n'est que le signe le plus visible de l'incapacité de la médecine moderne (et, plus encore, des psychothérapeutes) à faire sens avec les médicaments. Les problèmes dits de surconsommation doivent donc être pensés de manière radicalement différente.

L'idée de faire sens avec les médicaments n'est pas nouvelle. Elle est au cœur de la conception du remède chez Platon et constitue donc bien un héritage à rappeler. Le philosophe Jacques Derrida en a fait une analyse magistrale [10]. Le mot grec *pharmakon* signifie à la fois poison et remède [11]. Mais cette double nature ne doit pas être mise, trop facilement, en relation avec ce que nos

---

10. Jacques DERRIDA, *La Dissémination*, Le Seuil, Paris, 1972.
11. Chose tout à fait étrange, *pharmakon* signifie aussi teinture. Or toute la chimie thérapeutique moderne est née des teintures...

pharmacologues appellent effets thérapeutiques et effets secondaires, séparables au cours des études cliniques pour calculer le rapport bénéfices-risques. A l'inverse, le *pharmakon* ne se divise pas en deux. Selon le régime de fonctionnement dans lequel il s'inscrit, il est ou tout poison ou tout remède.

C'est du rapport de l'objet à la parole que traite Derrida dans sa lecture de Platon : l'écrit est comme un *pharmakon*, car il est constitué de « paroles différées, réservées, enveloppées, enroulées, se faisant attendre en l'espèce et à l'abri d'un objet solide ». Extraordinaire description de l'objet galénique qu'est le médicament ! Le médicament est comme un texte écrit : sa substance chimique est mise à l'abri, en attente d'être utilisée. Elle est cachée. Mettre au point un médicament, c'est donc créer cette opération d'enroulement qui suppose, pour pouvoir être lue, l'apprentissage de modes de déchiffrement. On ne peut pas se débarrasser, oublier, la longue opération qui a mobilisé de multiples acteurs partiels pour enrouler la molécule dans le médicament. Nous retrouvons notre médicament qui a une vie sociale. L'objet disparaît comme objet, il devient impossible à analyser si on ne l'aborde pas comme une multiplicité, si on ne le saisit pas en tant que *relation* au régime stable d'activité. En dehors de cette multiplicité, l'objet devient objet fétichisé.

Cet « écrit », forme galénique, est lourd de menaces : il peut donner naissance à la « connaissance livresque », à l'usage aveugle. En se présentant comme un moyen d'aider la mémoire, de suppléer à ses faiblesses, il peut aussi la tuer. L'écriture peut permettre la répétition sans véritable savoir. L'écrit est le fils du logos, mais comme tel il peut devenir orphelin et se transformer en « cadeau empoisonné ». Derrida reprend le texte de Platon et le récit tiré de la mythologie égyptienne sur l'invention de l'écriture par le dieu Theuth. Ce dernier va présenter en ces termes cette invention au dieu suprême, Thamous : « Voici, ô Roi, une connaissance qui aura pour effet de

héritages

rendre les Égyptiens plus instruits et plus capables de se remémorer : mémoire aussi bien qu'instruction ont trouvé leur remède (*pharmakon*) [12]. »

Voici la réponse de Thamous : « Incomparable maître ès arts, ô Theuth, autre est l'homme qui est capable de donner le jour à l'institution d'un art ; autre, celui qui l'est d'apprécier ce que cet art comporte de préjudice ou d'utilité pour les hommes qui devront en faire usage. A cette heure, voici qu'en ta qualité de père des caractères de l'écriture, tu leur as, par complaisance pour eux, attribué tout le contraire de leurs véritables effets ! Car cette connaissance aura pour résultat, chez ceux qui l'auront acquise, de rendre leurs âmes oublieuses parce qu'ils cesseront d'exercer leur mémoire : mettant en effet confiance dans l'écrit, c'est du dehors, grâce à des empreintes étrangères, non du dedans et grâce à eux-mêmes qu'ils se remémoreront les choses. Ce n'est donc pas pour la mémoire, c'est pour la remémoration que tu as découvert un remède. Quant à l'instruction, c'en est la semblance que tu procures à tes élèves, et non point la réalité : lorsqu'en effet avec ton aide ils regorgeront de connaissances sans avoir reçu d'enseignement, ils sembleront être bons à juger de mille choses, au lieu que la plupart du temps ils sont dénués de tout jugement ; et ils seront en outre insupportables, parce qu'ils seront des semblants d'hommes instruits au lieu d'être des hommes instruits ! »

L'écriture comme *pharmakon* est un mime : elle est la remémoration contre la mémoire. Elle peut s'autonomiser, se répéter toute seule, « machinalement, sans âme qui vive pour la soutenir et l'assister dans sa répétition ». Le roi est un extrémiste. Derrière son refus de l'écriture il y a le refus de tous les objets techniques. Les objets techniques, comme l'écrit, sont à la fois un moyen de stabiliser les relations sociales et, en tant qu'ils sont des

---

12. Il s'agit d'un extrait du *Phèdre* de Platon, cité par Jacques DERRIDA, *op. cit.*, p. 93.

les deux médecines

marchandises échangeables de manière universelle, un moyen de dissoudre les relations sociales fondées sur la seule autorité. Ils sont à la fois stabilisateurs et dissolvants : *les hommes sembleront être bons à juger de mille choses, ils seront des semblants d'hommes instruits au lieu d'être des hommes instruits.* Le médicament provoque un semblant de guérison, dira le psychanalyste en se moulant dans le discours royal, qui est aussi un discours antidémocratique.

Nous qui n'avons renoncé ni aux objets, ni aux objets thérapeutiques, ni aux médicaments, ni aux psychotropes, il nous faut prendre acte d'une sorte de piège dans lequel nous sommes enfermés : plus la connaissance de nos médicaments psychotropes est « objective », renvoie à des mécanismes biologiques, par le biais d'expérimentations où l'on a neutralisé le maximum d'artefacts, plus ils sont entre les mains d'« observateurs partiels [13] » et plus nous nous privons des moyens d'utiliser nos psychotropes dans un flux de signification permettant d'en contrôler la consommation. Plus nous les étudions, plus nous les transformons en orphelins, en substances ne permettant plus la transmission de sens, la réaffiliation à un univers de références. Cet « effet *pharmakon* » menace toute utilisation non psychologique d'un psychotrope. Nous sommes là au cœur d'un risque auquel Tobie Nathan a donné un nom pour décrire ce qui passe dans le cas extrême de la toxicomanie : l'affiliation au vide. Les psychotropes sont dangereux justement parce que nous ne croyons pas à l'efficacité de nos psychothérapies, parce qu'ils agissent dans une relation vidée de toute technique d'influence. Et c'est uniquement en dehors d'une telle relation qu'ils peuvent se révéler dangereux, c'est-à-dire être consommés à des doses de plus en plus fortes et de manière de plus en plus compulsive, à vide.

---

13. J'emprunte cette formule à Gilles DELEUZE et Félix GUATTARI, *Qu'est-ce que la philosophie ?*, Minuit, Paris, 1991, p. 186.

On a pris l'habitude d'expliquer sur le mode de l'évidence que lorsque le trouble n'a pas la gravité suffisante pour mériter la prescription d'un psychotrope, la parole du thérapeute doit alors suffire. Un minimum de psychothérapie serait dans ce cas suffisamment bénéfique. Cette remarque n'est pas anodine, car elle implique que les psychothérapies ne sont pas quelque chose de très sérieux, ou seraient en tout cas moins efficaces que les substances chimiques, et pourraient être réservées aux cas légers. Il y a là une contradiction puisque ceux qui critiquent la surconsommation des psychotropes sont généralement des défenseurs des psychothérapies, alors que par leur raisonnement ils mettent en doute leur efficacité. Dans beaucoup de sociétés traditionnelles, on croit aux « psychothérapies », et rien n'est autant craint que la parole d'un sorcier qui peut rendre malade, voire tuer. Les objets thérapeutiques ne sont efficaces que du fait de leur inscription dans la parole du thérapeute. Le point de vue occidental est donc plutôt une exception.

Techniques de suggestion et arts de la consommation

Tout indique que les psychotropes mineurs sont utilisés par les consommateurs d'une manière qui pourra être interprétée comme « sauvage », c'est-à-dire indépendamment des caractéristiques biologiques précises en fonction desquelles ils ont été mis au point et des pathologies pour lesquelles ils doivent être prescrits. Les psychotropes mineurs pourraient très bien être l'objet incontrôlé d'un usage que nous avons appelé précédemment « psychologique », extérieur à la relation de cause à effet construite par les inventeurs. Toutes ces pratiques qui s'échappent auraient été dénommées « surconsommation ». Ce phénomène restera incompréhensible tant qu'on n'acceptera pas de reconnaître qu'il y a une différence entre les psychotropes, plus généralement les substances psychoactives, et l'ensemble des autres médicaments : les premiers peuvent procurer du plaisir. Cela pourrait aussi constituer un critère de démarcation entre différents types de psychotropes : ainsi les produits appartenant à la famille des neuroleptiques (ou tranquillisants majeurs) ne procurent pas de plaisir. Or, on n'a justement pas décrit de cas de toxicomanie aux neuroleptiques. Il est donc abusif de réduire les phénomènes d'accoutumance (et de toxicomanie) à un phénomène automatique et biologique qui serait induit « naturellement » par certaines substances. Là encore, le mécanisme physiologique relativement bien connu n'épuise pas cette question de l'accoutumance.

De quel type de plaisir s'agit-il ? Les psychotropes concernés sont ceux qui induisent des effets de type excitation mentale ou désinhibition. Ils appartiennent à la famille des antidépresseurs et des anxiolytiques (tranquillisants mineurs). Je crois que ce point de vue recoupe en partie celui de Tobie Nathan qui considère que l'on ne peut rien comprendre à la toxicomanie si on ne prend pas en compte cet *effet* qui consiste à se sentir « devenir plus intelligent [14] » grâce à une substance psychoactive.

De ce point de vue, il est évident que toutes les molécules à l'origine des différents produits ne se valent pas. On pourrait essayer de les classer en fonction de la facilité ou de la difficulté à autocontrôler leur consommation. Cette tentative rencontrera vite ses limites. On ne pourra pas non plus aller très loin dans une description de type neurobiologique. Le Comité national d'éthique, placé sous la présidence du neurophysiologiste Jean-Pierre Changeux, a fait cet exercice en 1994. Le classement habituel des substances psychoactives en substances légales et substances illégales apparaît alors pour ce qu'il est : un classement fait pour des raisons sociales et politiques. L'alcool est dangereux, abstraitement (c'est-à-dire biologiquement) parlant. Mais on sait que l'on peut

---

14. Ce thème a été soulevé par Tobie Nathan au cours d'une table ronde qui a eu lieu au congrès de Lyon, « Les médicaments de l'esprit », 20, 21, 22 octobre 1994, à paraître.

apprendre à se faire plaisir avec de l'alcool, sans que le risque de dépendance ne devienne une fatalité. Il serait absurde d'exclure de notre pharmacopée des produits parce qu'ils peuvent procurer du plaisir. Il faut plutôt apprendre à les utiliser en tenant compte de leur nature de *pharmakon*.

Le flux de signification dans lequel un psychotrope peut garder un sens peut venir du thérapeute mais plus généralement de tout ce qui augmente la connaissance au niveau du consommateur. Il peut donc être aussi produit par un collectif social : on parlera alors d'arts de la consommation, tels qu'ils ont pu se développer autour de nombreuses substances psychoactives dont la plus connue en Occident est l'alcool. Créer de nouveaux flux de signification, dont l'effet placebo peut nous donner un avant-goût, c'est imaginer de nouveaux agencements déterritorialisant, réinventer des pratiques mixtes [15].

Malheureusement, l'invention du premier neuroleptique en 1952 ouvre une situation paradoxale : les neuroleptiques démontrent, en théorie, qu'il n'y a pas de séparation entre le corps et l'esprit, alors qu'ils créent et « durcissent » dans le même moment l'impossibilité pratique de traiter en même temps le corps et l'esprit. Aux deux siècles d'histoire qui avaient donné naissance d'un côté à la psychiatrie dynamique, de l'autre à l'aliénisme, succède un siècle où les psychothérapies ignorent plus que jamais l'usage des objets thérapeutiques alors que la psychiatrie biologique fonctionne à vide.

Cela devrait suffire pour comprendre l'impossibilité de retourner l'effet placebo afin d'en faire une technique

---

15. Lucien Hounkpatin : « L'important ce sont les pensées que l'objet déclenche en toi... » Il écrit plus loin : « Naturellement, les objets sont importants, mais l'essentiel réside dans les "paroles agissantes" qui accompagnent ces objets. » Ou encore : « Ça peut être une phrase simple, qui d'emblée possède la vertu de "pénétrer" ton esprit et de déclencher une réflexion en toi. Par exemple je vais te donner une "parole à l'envers" : "le mouton ne tousse pas la même toux que la vache..." » (Lucien HOUNKPATIN et Tobie NATHAN, « La parole agissante et les objets silencieux. Dialogue sur la fabrication des objets thérapeutiques chez les Yoruba du Bénin », *Nouvelle Revue d'ethnopsychiatrie*, n° 16, 1990, p. 15-28.

thérapeutique (en dehors des essais cliniques où le patient est informé et doit donner son consentement), pour en faire un médicament à l'insu du patient et en toute connaissance du thérapeute. Un thérapeute ne se transformerait pas ainsi en « maître de l'effet placebo » mais risquerait plutôt de devenir une sorte de tortionnaire. Dans un tel cas l'affiliation au vide serait redoublée car assumée par le praticien et deviendrait redoutable. Elle rendrait insupportable la relation entre le médecin et le patient. Et l'on sortirait alors des techniques thérapeutiques pour entrer dans celles des châtiments. On peut en avoir un avant-goût, quand un placebo est utilisé pour faire la démonstration qu'un patient n'est « pas vraiment malade », pour le punir en quelque sorte de sa demande (il semble que cette pratique méprisante existe dans certains services hospitaliers quand un patient réclame « quelque chose » pour dormir).

Pourtant, l'idée même que les psychotropes sont *seulement* symptomatiques constitue à la fois la reconnaissance que la maladie mentale ne peut pas être réduite aux phénomènes biologiques qui l'accompagnent et une ouverture vers de nouveaux usages. Cela ne serait plus un défaut à condition que la psychiatrie biologique abandonne l'idée de définir, seule et en surplomb, la scène thérapeutique. Les médicaments peuvent entrer dans une théorie prometteuse du symptôme, non pas comme effet de surface, mais comme rapport au monde médié par le thérapeute. Reconnaître que nos psychotropes sont « symptomatiques », n'est-ce pas reconnaître qu'il n'y a pas de « cause organique » aux troubles mentaux, et que la meilleure manière d'accomplir un geste thérapeutique, c'est d'agir sur ce qui fait lien entre le symptôme et le monde ? On retrouve là le rôle des objets thérapeutiques dans les médecines traditionnelles, dont les médicaments psychotropes pourraient bien n'être qu'un cas particulier. L'ethnopsychiatre Marie-Rose Moro a montré comment les guérisseurs ne visent pas à « modifier directement des mécanismes internes mais à

héritages

restructurer des liens externes [...] ; ils s'intéressent au *contexte* du symptôme et non pas à son *texte*. *Il ne s'agit donc pas d'une sémiologie mais d'une pratique de l'interaction* [16] ».

La croyance en une rupture entre cette définition et les pratiques modernes n'est-elle pas qu'une illusion ? La meilleure analyse de l'action du psychotrope ne passe-t-elle pas par l'analyse de la modification du rapport au monde qu'il provoque ? Et comment profiter du changement de ce rapport au monde ? Mais cette illusion n'est-elle pas aussi ce qui vient faire obstacle à une invention unifiée de la manière de soigner ? Ne serions-nous pas différents et modernes uniquement à cause de cette illusion ?

En s'inventant comme civilisation particulière, l'Occident s'est en même temps inventé comme pouvant prétendre à l'universalité. Nous sommes capables d'avoir un jugement sur les autres qui sera « juste », car fonction de la manière dont nous savons, dans beaucoup de domaines, faire science, c'est-à-dire rendre compte « en vérité ». Ce jugement pourra être de deux sortes : imbu de supériorité, plein de mépris, raciste, ou au contraire, empathique, égalitariste. Mais quelles que soient les différences entre ces deux attitudes (et elles ne comptent pas pour rien), elles ont malgré tout quelque chose de commun : elles ne permettent pas d'échapper à ce que nous avons inventé comme la possibilité de « rendre compte » des autres sociétés, de juger ce qui est faux et vrai « pour eux comme pour nous », c'est-à-dire de manière universelle. Tous les humanismes respectueux ne peuvent rien faire contre cette invention-là qui nous structure comme un « peuple » très particulier. Cette manière de pouvoir parler, à partir de nos savoirs qui ont fait science, introduit une dissymétrie radicale entre les Occidentaux et tous les « autres », et les rend particulièrement

---

16. Marie-Rose MORO, « Le génie du syncrétisme. Vers une épistémologie des manières de faire », *Nouvelle Revue d'ethnopsychiatrie*, n° 16, 1990, p. 7-12.

arrogants. Nous pouvons rendre compte des autres ; nous sommes convaincus qu'ils ne peuvent pas rendre compte de nous. Notre universalité nous donne le droit d'être englobants, alors qu'ils ne sont que particuliers.

Les droits de l'homme et la médecine scientifique, pour prendre deux exemples, constituent deux inventions qui nous sont propres, mais qu'il paraît très difficile de penser comme des inventions locales. Elles se structurent, dans leur processus même d'invention (inséparable de lui), comme devant être profitables à l'ensemble des humains. Le scandale devient alors que certains peuples n'en profitent pas. La faute serait dans le repli sur nous, assimilé à une insupportable indifférence. Ainsi a-t-on vu naître, dans le consensus général, la médecine humanitaire. Or, ce dont il faudrait nous-mêmes commencer à apprendre à nous méfier, c'est de notre bonne volonté. Les peuples non occidentaux ont appris à se méfier de nous, mais il nous est difficile de les entendre, tant la manière dont nous construisons nos savoirs scientifiques exige d'en faire profiter le monde entier.

Cette constatation faite, il n'est pas facile de s'en accommoder. Comment éviter d'avoir un point de vue en surplomb ? Comment, comme le réclament Félix Guattari et Gilles Deleuze dans *Mille Plateaux*[17], raisonner toujours à N − 1 ? Comment questionner notre universalisme intrinsèque ? N'est-ce pas en apprenant à redevenir comme les autres que nous pourrons commencer à apprendre de leurs techniques thérapeutiques, que des voies de passage et d'échange pourront commencer à se créer ? C'est sans doute tout le sens du travail des ethnopsychiatres qui représente la première tentative réussie pour procéder à une remise en cause de l'étanchéité qui sépare les différentes médecines et par là même nous oblige à repenser la manière dont nous sommes héritiers.

---

17. Gilles DELEUZE et Félix GUATTARI, *Mille Plateaux, op. cit.*

7

Clinique et politique

On manifeste contre le sida. Le cortège s'étire de manière hétéroclite. Il y a évidemment les militants d'Act up et des associations de soutien aux malades, les usagers de drogues illégales regroupés dans un collectif subventionné par les pouvoirs publics ; mais on peut apercevoir aussi de curieux manifestants auxquels on n'a pas l'habitude de prêter attention : des milliers de *préservatifs* participent au cortège, les *seringues propres* défilent à côté d'eux, les *appartements thérapeutiques* suivent (eux ont envoyé des délégués : ils étaient trop lourds et encombrants pour pouvoir se déplacer). D'autres non-humains voulaient venir : ce sont les flacons de méthadone ; ils auraient bien aimé défiler eux aussi en rangs serrés mais les autres manifestants, après une longue discussion animée, ont décidé de ne pas les convoquer car leur présence posait des problèmes d'alliance avec les pouvoirs publics.

On trouve ainsi, côte à côte, des humains et des non-humains. Drôle de manière de comptabiliser les manifestants ! Mais il ne s'agit pas d'une plaisanterie, car si on ne prend pas en compte ce mixte, on ne peut pas comprendre la nature de la manifestation : c'est parce que des non-humains défilent à côté des humains que l'ennemi désigné peut être *la maladie dans son ensemble* et pas seulement tel ou tel élément de la politique gouvernementale à propos de cette maladie. On manifeste vraiment *contre le sida*, comme on n'imagine pas (pas encore ?) que l'on pourrait manifester contre l'hypertension artérielle, l'angine de poitrine, les allergies, les ulcères d'estomac, les cancers, etc.

On pourrait dire les choses autrement : le sida a vu la prolifération des experts. Jusqu'à présent, pour toutes les pathologies, des représentants du monde scientifique et du monde médical étaient désignés comme tels. Leur nombre était donc très limité. Les différents publics ne constituaient pas un milieu producteur d'experts. Ils étaient attentifs à ce que ces derniers leur expliquaient. Ils posaient des questions poliment : les experts s'efforçaient de répondre, le plus simplement possible pour être compris, en vulgarisant leurs connaissances scientifiques et médicales. Les associations de malades faisaient partie de ces publics.

Avec le sida il faut bien reconnaître que quelque chose de nouveau s'est produit. Les militants d'Act up ne se conduisent pas comme un public bien élevé. Ils contestent les propos tenus par les experts. Ils désignent les leurs. Cela ne signifie pas qu'ils vont chercher d'autres scientifiques ou d'autres médecins qu'ils trouveraient plus sympathiques ou plus proches de leurs préoccupations, pour répondre aux premiers. On serait là encore dans le modèle auquel on nous a habitués. Ce qui est nouveau, c'est qu'ils produisent des experts de leur propre situation : celle de malades ou de séropositifs ou d'amis de séropositifs et de malades, ou de toxicomanes, ou d'homosexuels, etc. C'est en ce sens qu'il faut prendre la notion de prolifération des experts : de tous les champs qui sont constitutifs de la maladie sida émergent des porte-parole qui rendent compte de la multiplicité de la maladie elle-même.

On ne manifeste donc pas seulement contre la politique menée à propos du sida mais contre le bloc formé par le virus, ses modes de transmission, les maladies opportunistes, l'exclusion sociale, l'absence de politique de prévention, le retard de la politique sanitaire française en matière de toxicomanie, etc. Et pour cela il faut bien mettre dans la rue les préservatifs, les seringues propres, les médecins, les militants des associations, les usagers de drogues, etc. On ne sépare donc plus ce qui relèverait de la nature et sur laquelle on ne pourrait pas agir socialement (le virus, les maladies opportunistes) d'avec la politique (l'exclusion sociale, la politique de prévention) sur laquelle on pourrait agir. Le sida crée des mixtes inattendus.

Dans ce nouveau modèle les objets ont une vie sociale qu'il faut apprendre à reconnaître : ils sont aussi acteurs de la vie politique et sociale. Ils peuvent manifester car ils sont mobilisables. Quant à la politique, elle change aussi : dans le modèle traditionnel, l'homme politique annonce des décisions après avoir écouté les experts, devant les publics réunis pour écouter. Avec le sida, ce qui se dessine c'est une *politique* qui naît de la négociation entre les multiples experts. Il n'y a plus de public : chacun doit vulgariser pour l'autre. Il appartient, par exemple, aux usagers de drogues illégales d'expliquer dans quelles conditions ils vivent et de proposer en conséquence les actions de prévention qui seront les plus efficaces. Le métier de politique se rapproche de celui du diplomate, dont il faut apprendre à faire l'éloge.

Nous voilà donc en fin de parcours revenu sur ce qui nous intéressait au chapitre 1. En suivant les objets, on découvre qu'ils ont aussi une vie sociale. Nous pouvons ainsi dessiner un premier espace : celui que créent et occupent les objets et que l'on avait tendance à réduire ou ignorer. On voulait réduire le médicament à sa substance chimique pure, alors qu'une vie sociale bien remplie a été nécessaire pour que celle-ci obtienne le label « médicament ». On a vu, avec l'exemple des opiacés, que même sans modifier un composé chimique on peut modifier son action globale.

Mais nous avons aussi, dès le chapitre 2, montré l'existence d'un autre espace : celui que dessine le puissant et mystérieux effet placebo, ou plus généralement celui de la suggestion. Les effets du médicament ne peuvent jamais être réduits aux effets biologiques d'une substance chimique. C'est ce que montrent les études cliniques faites avec les méthodologies les plus rigoureuses.

Or, dans ces deux cas, le monde qui apparaît sépare ce qui relève des objets, de l'objectif, de la nature d'avec ce qui relève de la relation, du social, du culturel, de la suggestion. Les mêmes mots permettent de rendre compte de la topographie de ces deux espaces divisés. Le premier espace est très large : il intègre l'ensemble des humains, de leurs relations sociales et des objets que nous avons appelés « non-humains ». Le second espace, plus limité, est une région du premier mais se trouve organisé de la même manière.

Nous avons pu ainsi, dans le chapitre 3, reconstituer la manière dont s'est construite, dans ce second espace, une double médecine : celle inaugurée par Pinel et celle inaugurée par Mesmer. Deux siècles plus tard, nous retrouvons face à face le médecin et le psychanalyste. Le médecin utilise les objets-médicaments, le psychanalyste guérit sans objet. La purification apparaît parfaitement réussie. Mais cette symétrie est pourtant trompeuse et fausse : le médecin qui utilise les objets-médicaments soigne aussi avec l'influence, que nous avons repérée sous le nom d'effet placebo, même s'il ne la maîtrise pas. Notre seul vrai moderne, c'est donc le psychanalyste : il a vraiment renoncé aux objets. Un exemple pourra nous montrer le prix qu'il y a à payer pour avoir voulu être moderne.

Le paradigme d'une rencontre ratée : psychanalyse et toxicomanie

On peut repérer dans notre histoire récente une tentative de vraie rencontre entre psychothérapeutes et médicaments, beaucoup plus intéressante que les exemples de co-thérapies ou de thérapies dites bifocales[1] qui ont échoué à faire histoire. Cette rencontre a été si lourde de conséquences sociales, politiques et idéologiques, qu'elle pourrait être prise pour un paradigme, même si c'est un paradigme de l'échec.

Le problème des drogues illégales et de la toxicomanie a représenté le plus extraordinaire défi pour la psychanalyse[2]. La psychanalyse ne connaît que la parole du sujet et son dispositif technique est exclusif. Il s'est justement construit sur l'exclusion de toutes les autres techniques et outils, accusés de produire de la suggestion donc de ne pas respecter la liberté du sujet et donc sa vérité. Aussi, les toxicomanes ont représenté un enjeu formidable à la hauteur des ambitions psychanalytiques. Ils constituaient le maillon faible de la médecine, le point où elle pourrait être dénoncée pratiquement. Puisqu'il faut savoir être thérapeute sans utiliser d'objets, le pari de pouvoir « guérir » des sujets devenus totalement dépendants d'un objet (un médicament ou son simulacre) pouvait devenir l'idéal d'une profession[3]. Si la psychanalyse réussissait dans le cas des usagers de drogues, c'était alors la preuve, enfin établie et définitive, de sa supériorité et la justification de toutes les renonciations sur lesquelles elle est fondée. Tous les psychanalystes ne

---
1. Un thérapeute fait l'analyse du patient, tandis qu'un autre (médecin) prescrit des psychotropes.
2. On peut comprendre l'« intérêt » pour les usagers de drogues qui est né dans un milieu à l'idéologie fortement psychanalytique, issu de Mai 68 et des années qui ont immédiatement suivi : la drogue avait toutes les qualités pour représenter, économiquement, socialement et individuellement, le mal absolu. Elle est toujours évocatrice des grands circuits d'argent, de la corruption des pouvoirs en place. Elle est tout cela en plus d'être le défi par excellence pour la psychanalyse.
3. Les psychanalystes ont oublié un peu vite que Freud a été toute sa vie un consommateur de cocaïne.

les deux médecines

se sont évidemment pas occupés de toxicomanes, mais la grande majorité du milieu des « intervenants en toxicomanie » a fait de la psychanalyse sa référence (même si les grands patrons de la psychanalyse ont souvent regardé de haut cette « piétaille » qui s'occupait des toxicomanes).

Il s'agissait bien pour les intervenants en toxicomanie de définir un objectif qui soit à la hauteur : guérir et non pas prendre soin. On a vu alors, dans un renversement étonnant, les thérapeutes souvent issus des idées libertaires et sociales de l'après-Mai 68, se transformer progressivement en porte-parole d'une idéologie de l'abstinence. Le psychiatre Serge Hefez a bien analysé ce processus : « Ce qui était intolérable pour ces intervenants, porteurs d'un idéal libertaire, était dans la nature même de la dépendance aux produits ; cet idéal libertaire s'est trouvé paradoxalement (compte tenu de la fascination de départ) à l'origine d'une extrême intolérance à l'égard des drogues : l'abstinence est devenue le seul objectif des prises en charge [4]. » Le psychologue Ramon Neira a également analysé la spécificité de la situation française : « Les débats d'alors se sont soldés par le rejet des méthodes fondées sur les hypothèses comportementalistes et par la limitation de la délivrance de méthadone à un cadre expérimental extrêmement restreint. De l'autre, ils se sont soldés par le triomphe d'une approche médico-psycho-sociale cimentée par des formes idéologisées de la théorie psychanalytique. Paradoxalement, sauf d'une manière très marginale, l'expansion du discours psychanalytique dans le domaine des traitements ne s'est pas, pour autant, traduite par le développement d'une clinique ou de pratiques institutionnelles spécifiques articulées avec cette théorie [5]. »

---

[4]. Serge Hefez, « Toxicomanie : la fin des libertaires », *Libération*, 25 juillet 1994.
[5]. Ramon Neira, « Pour un changement de cap des politiques socio-sanitaires de prévention et de traitement des toxicomanies. Point de vue d'un clinicien », *in* Jean-Marie Guffens, *Toxicomanies, hépatites, sida*, Synthélabo, Le Plessis-Robinson, 1994, p. 440.

Cette prise de pouvoir a été facilitée par le fait que, plus que dans tous les autres pays d'Europe, l'ensemble du système français reposait sur l'objectif unique de l'abstinence : il ne faut pas se droguer[6]. Tout le système français s'est organisé autour de cet impératif moral. Les législateurs, les policiers, les juges et les « intervenants » étaient d'accord. Même une organisation comme « Narcotiques anonymes », regroupant des ex-usagers de drogues, et pendant longtemps la seule association de ce type, n'arrivait à se définir qu'autour de cet impératif. Cette idée était si bien ancrée et si peu soumise à controverses que l'on a pu parler à son propos de « paradigme », un terme généralement employé par les épistémologues pour décrire un ensemble théorique qui apparaît incontestable et en référence auquel tous les chercheurs d'une même discipline scientifique travaillent. Le paradigme de l'abstinence tissait un réseau d'alliances où chacun entrait pour ses propres raisons. C'est l'existence de ce type de réseau qui a rendu si difficile le changement d'orientation : il « durcissait » l'argumentation, la solidifiait, la rendant « vraie » pour de multiples raisons et très difficilement attaquable, sauf à se mettre en situation extrêmement marginale[7]. Ainsi pour prendre un exemple extrême du mode de construction de cette alliance large, il faut se rappeler que l'explication psychanalytique de la toxicomanie ne s'est pas voulue contradictoire avec l'analyse scientifique classique représentée par la psychiatrie biologique (ce qui est quand même paradoxal !) : on a expliqué que, dans l'état actuel des neurosciences, on n'avait pas réussi à mettre au point de véritables médicaments efficaces pour rendre les sujets abstinents, disqualifiant ainsi la méthadone comme « béquille » parant au seul symptôme. Ainsi les intervenants en toxicomanie entendaient-ils pousser leurs

---

[6]. On trouvera une argumentation détaillée sur ce problème dans le livre d'Isabelle STENGERS et Olivier RALET, *Drogues, le défi hollandais*, Delagrange, Paris, 1991.

[7]. Il n'est pas étonnant dans ce contexte que la « révolte » soit venue de deux philosophes : Isabelle Stengers et Olivier Ralet. C'est à l'honneur de la philosophie !

les deux médecines

alliances extrêmement loin. Il est classique de se protéger des médicaments actuels en laissant rêver à des médicaments promis pour demain ! Il est surprenant que des intervenants formés à la psychanalyse se mettent à rêver de psychotropes qui ne seraient plus symptomatiques mais étiologiques [8]. Ce type d'analyse permettait surtout la défense par la profession du monopole de l'encadrement des toxicomanes. Très vite, la question de la légitimité de la psychanalyse s'est en effet doublée de la question de la défense professionnelle des « intervenants en toxicomanie », de leur monopole dans la négociation (et la répartition) des budgets avec les pouvoirs publics.

Cette politique française s'est accompagnée d'une violente campagne contre les « dealers en blouse blanche ». Celle-ci visait d'abord les médecins hollandais coupables de mettre les demandeurs sous programme méthadone. Elle défendait la spécificité française menacée par la barbarie anglo-américano-hollandaise. On ajoutait rituellement que même les Hollandais reconnaissaient la faillite de leur modèle. Ce qui était évidemment faux : les Hollandais ont toujours été très fiers de leur expérience et de leurs résultats toujours présentés avec un appareil statistique dont la fiabilité était à l'opposé de l'amateurisme français en la matière. Mais, au nom de la clinique, on pouvait aussi justifier le mépris pour les chiffres. Cette campagne a visé aussi les médecins généralistes français, quand certains d'entre eux ont commencé de manière exemplaire à ouvrir les portes de leur cabinet aux usagers de drogues [9] et à s'organiser en réseau, prenant le risque

---

8. Il n'y a aucune raison de refuser à la méthadone le statut de médicament (qu'il a eu tardivement en France). Il a même, et cela pourrait bien être un avantage, toutes les caractéristiques d'un médicament symptomatique : au sens trivial du terme, il fait disparaître les symptômes du manque. Après cela, tout est évidemment possible.

9. Ces derniers ont ainsi eu affaire d'une part aux critiques acerbes de leurs « confrères » thérapeutes spécialisés, et à de redoutables problèmes juridiques liés à l'illégalité des traitements de susbtitution. Il faut rendre hommage au courage et à la déontologie de ceux, qui comme le docteur Jean Carpentier, ont été à l'origine du REPSUD, réseau de médecins généralistes prenant en charge les usagers de drogues. On pourra désormais bénéficier de ce qu'ils ont appris sur ce sujet, parce qu'ils ont su assurer le type de risque inhérent à cet apprentissage.

d'expérimenter des pratiques de substitution avec peu de moyens et dans la plus grande solitude. Aujourd'hui on n'entend plus trop ce reproche. On l'a remplacé par de grandes proclamations sur le fait que « la méthadone n'est pas un médicament miracle » (toujours la même attente du médicament qui guérit, désormais classique chez les intervenants formés à la psychanalyse), ou que le développement des programmes méthadone allait entraîner un renforcement du « contrôle social ». On devrait pourtant là encore faire preuve de plus de modestie : la France s'est illustrée, en Europe, en adoptant en 1970, à l'unanimité de ses élus parlementaires, une loi sur les drogues illégales aussi répressive qu'inefficace. Si il y a eu unanimité, c'est que les intervenants en toxicomanie avaient accepté cette loi (et ils ne l'ont ensuite jamais vraiment remise en cause [10]). Elle venait enregistrer l'alliance réalisée. Or, avec ses dispositions dites « d'injonction thérapeutique » et la pénalisation du simple usage, cette loi représente le modèle accompli d'un projet de « contrôle social », d'ailleurs voué à l'échec (car produisant de la clandestinité), ce qui ne signifie pas qu'il n'ait pas produit parallèlement beaucoup de misère, de désespoir et d'innombrables morts.

Et pourtant, l'année 1993 a marqué la fin de ce paradigme. Désormais, de plus en plus d'intervenants ont commencé à défendre une politique dite de « réduction des risques » impliquant de ne plus se fixer l'abstinence comme objectif. Le « prendre soin » prenait le pas sur l'ambition de guérir. Le débat se cristallisait dans un premier temps sur l'accès libre aux seringues, puis sur la mise en place à grande échelle de programmes de substitution à la méthadone, et plus récemment dans la ville

---

10. Dans l'article déjà cité, Serge Hefez écrit : « Plutôt que de dénoncer l'ambiguïté de la loi de 1970 autour d'un délit d'usage, les "thérapeutes" affermissent leur position : utiliser la loi pour mobiliser la "demande" d'abstinence du sujet et rejeter tous les usagers ne désirant pas ou ne pouvant pas assumer un sevrage. » Ce lourd passé amènera l'association Limiter la casse, dont l'objectif est d'être le porte-voix de toutes les associations, à refuser en 1994 l'adhésion de l'ANIT (Association nationale des intervenants en toxicomanie).

les deux médecines

de Montpellier sur la création de lieux où les usagers de drogues puissent s'injecter leurs produits dans de bonnes conditions (pour eux et pour les habitants des « quartiers chauds »). Toutes les alliances patiemment mises au point précédemment volaient en éclats. On ne peut pas sous-estimer l'ampleur du traumatisme que va provoquer l'onde de choc de cette rupture d'alliance. L'émergence du débat sur la « légalisation contrôlée des drogues » n'en est qu'un exemple.

On entend souvent dire que la grande raison du changement a été l'épidémie de sida. Il est évident que le sida a donné toute son ampleur à la crise de l'ancien paradigme de l'abstinence, mais ce n'est pas un élément suffisant d'explication. Pourquoi le tournant n'a-t-il pas eu lieu quand il fut manifeste que le milieu des usagers de drogues intraveineuses était terriblement touché par les hépatites ?

Il y a une autre raison, beaucoup plus sérieuse, à la crise du paradigme de l'abstinence : c'est le début d'organisation d'usagers non repentis, s'assumant comme tels. La première manifestation d'un tel mouvement date, en France, du 10 avril 1992 au cours d'un congrès sur le thème « Drogues et droits de l'homme » organisé par le juriste Francis Caballero à l'université de Nanterre [11]. En Hollande, ce sont les pouvoirs publics eux-mêmes qui avaient tout fait pour aider les usagers de drogues à s'organiser en une sorte de « syndicat » : les *junkie bonden*.

La raison mise en avant par les Hollandais était évidemment très pratique, très pragmatique : pour décider des mesures sanitaires les plus efficaces, il faut associer les populations concernées. Mais les reconnaître en tant que telles, c'était condamner le paradigme de l'abstinence qui, on l'a vu, pouvait se résumer dans la formule : je

---

11. Première apparition publique d'ASUD (Auto-support des usagers et ex-usagers de drogues), avec un texte fortement influencé par le livre d'Isabelle STENGERS et Olivier RALET, *Drogues, le défi hollandais, op. cit.*

clinique et politique

n'accepterai de m'occuper de toi que si tu me fais le plaisir de bien vouloir t'engager à guérir, c'est-à-dire à être abstinent. C'était aussi mettre en cause la pénalisation de l'usage qui fait d'un usager un délinquant et d'une association d'usagers une « association de malfaiteurs ». Dans l'alliance créée, l'usager de drogues était à tour de rôle, selon son interlocuteur, un malade ou un délinquant. Il va désormais falloir s'occuper d'usagers de drogues qui ne se considèrent pas obligatoirement comme des malades, d'usagers de drogues qui vont obliger les thérapeutes à renoncer à la toute-puissance du guérir, au profit du « prendre soin ».

Les programmes dits de substitution par la méthadone ont comme premier objectif de « prendre soin » des usagers de drogues, quels que soient les objectifs de ces derniers (abstinence ou pas). Il faut reconnaître aux psychanalystes que le long interdit qu'ils ont fait peser sur la méthadone lui a donné, paradoxalement, beaucoup de prestige et en a fait en France un objet de fort désir...

Nous sommes donc en train de passer d'un débat éthique, traduction d'une relation du thérapeute à lui-même, sous le contrôle de ses alter ego (les autres thérapeutes), à une situation pratique qui est une entreprise de négociation. Les lieux de négociation (états généraux organisés en 1994 par l'association Limiter la casse en présence de Simone Veil, nouvelles associations, etc.) se construisent et s'imposent progressivement. Il n'y a plus alors l'expert (l'intervenant en toxicomanie qui parle au nom du pouvoir de guérir) et le politique (qui parle au nom de l'ensemble de la société dont il est le représentant). Tout le monde est remis dans la situation de « représentant ». Et les représentants se sont mis à proliférer. Les usagers de drogues doivent dès lors être considérés comme des « citoyens comme les autres », ce qui vient dérégler le vieux débat sur malade ou pas malade. Et comme tels ils ont proclamé leur capacité à déléguer leurs porte-parole et à créer leurs propres experts.

Le passage du débat éthique à une situation pratique de négociation, où chacun n'est considéré que comme porte-parole (ce qui fait disparaître la distinction entre celui qui parle comme « technicien » et celui qui parle comme « politique ») et où les experts prolifèrent, est un événement tout à fait riche de sens qui mérite d'être célébré comme tel. Il réalise ce que Bruno Latour[12] appelle le « parlement des choses », et qui va rendre les prises de décision plus difficiles, plus lentes mais aussi moins bureaucratiques et plus respectueuses des droits et intérêts de chacun.

Il ne faut pas rechercher les ancêtres

Cette manière de résoudre une question éthique et de redéfinir ce qu'est le champ d'une maladie et des acteurs à lui opposer est évidemment très différente de celle, dont nous avons semblé parfois faire l'éloge, par laquelle les sociétés traditionnelles ont appris à régler les problèmes du tout-pouvoir des thérapeutes. Elle fait appel à une caractéristique de la société occidentale telle que nous l'avons collectivement inventée et dont c'est l'occasion de tester les avantages et les limites : la capacité des minorités à s'organiser dans des collectifs. Ce qui fait que la démocratie ne saurait se définir seulement comme le respect des majorités, mais complémentairement, comme la protection de toutes les minorités. Cette invention est propre à la société occidentale et l'histoire toute récente des drogues nous apprend qu'il nous appartient d'en être des héritiers actifs.

On pourrait prendre comme point de départ (peut-être symbolique, mais qui peut avoir l'avantage de nous aider à penser notre spécificité à nous Occidentaux) ce qui s'est passé en Grèce, à Athènes, au Ve siècle avant J.-C., avec

---

12. Bruno LATOUR, *Nous n'avons jamais été modernes, op. cit.*, p. 194.

l'invention de la politique et de la démocratie[13]. C'est le moment de la réforme de Clisthène : l'entrée du *démos* (le peuple) comme nouvel acteur de l'histoire. Or, jusqu'à cette date les Athéniens appartenaient à un des groupes, la *philè* (la tribu), réunissant des hommes ayant des liens familiaux, même s'ils étaient plus ou moins mythiques. Les quatre tribus existantes sont remplacées par dix tribus administratives. Pierre Vidal-Naquet insiste sur un trait important et qui traduit bien la rupture en cours : un proverbe de l'époque dit alors : « Mè philokrinein », c'est-à-dire : « il ne faut pas rechercher les ancêtres. » L'invention de la politique démocratique s'accompagne d'une rupture avec la tradition, avec ce qui se transmet sous la forme d'initiations.

« Mè philokrinein » pourrait bien être la caractéristique des Occidentaux par rapport à toutes les sociétés que nous appelons traditionnelles. Dans une société traditionnelle, le savoir du thérapeute est le savoir de « ce qui fait exister et fonde le groupe humain auquel il appartient[14] ». Il est celui qui sait ce qui permet au groupe d'exister comme un groupe humain, ce qui lui permet d'exister comme un groupe culturel particulier, de se perpétuer, mais aussi ce qui le menace. Le thérapeute travaille en réaffiliant les patients à des groupes « naturels » : un enfant, atteint pour nous d'une pathologie incurable, et dont la mort à court terme semble inévitable, sera considéré comme la réincarnation d'un ancêtre, et traité désormais (« réaffilié ») comme ceux du groupe des vieillards. Un autre patient pourra se voir révéler qu'il est un « jumeau », et réaffilié ainsi au groupe des jumeaux[15]. Ces processus de réaffiliation à des groupes naturels sont cohérents avec un système thérapeutique où les causes sont co-construites par le patient et le théra-

---

13. On se reportera aux différents ouvrages de l'historien Pierre VIDAL-NAQUET. Il en résume l'esprit dans une interview publiée sous le titre « La démocratie a 2 500 ans », *L'Histoire*, n° 182, octobre 1994.
14. Cette formule est d'Isabelle Stengers (communication personnelle).
15. Sur toutes ces questions, on lira Tobie NATHAN, *L'influence qui guérit, op. cit.*

les deux médecines

peute. Cela permet de créer des agencements extrêmement puissants pour agir sur le psychisme et le modifier.

Le diagnostic médical moderne génère des appartenances à des groupes « impossibles » : schizophrènes, paranoïaques, mélancoliques, etc. Le caractère étrange, au moins pour le patient, de ces classifications et encore plus des nouvelles entités pathologiques vient renforcer une affiliation à l'inconnu, à l'instable. On sort du monde social au moment où l'on entre dans la maladie [16]. Tobie Nathan fait remarquer que si les médecines traditionnelles réaffilient les patients à des groupes naturels, la médecine occidentale, en créant des regroupements qui ne sont pas fondés sur le social et le culturel, crée, en revanche, des regroupements de thérapeutes. Ils se regroupent pour définir ce qui est pathologique de manière la plus consensuelle possible. C'est ainsi que sont élaborées les grandes classifications psychiatriques dont la plus connue est le *Manuel statistique et diagnostique des troubles mentaux* (DSM américain numéroté en fonction de sa remise à jour – le dernier étant actuellement le IV) qui reflète l'état d'accord des psychiatres américains à un moment donné, et rien d'autre. C'est également ainsi que naît

---

16. Michel Serres, dans un *Discours sur la vertu* prononcé à l'Académie française au moment où Isabelle Stengers recevait le grand prix de philosophie, posait la question suivante : « Pourquoi les enfants se droguent-ils ? » et il répondait de manière apparemment provocatrice : « Pour imiter leurs parents, intoxiqués d'argent, de travail, d'emploi du temps, de consommation, de représentation... soumis à des prises horaires obligatoires, plongés dans l'enchantement de la croissance. Les jeunes générations obéirent-elles jamais avec plus de soumission ? » Michel Serres insistait dans ce même discours sur notre facilité à transformer des catégories éthiques (les anciens vices) en catégories diagnostiques : l'ivrogne « gourmand » est réaffilié au groupe abstrait des « intoxiqués », l'orgueilleux à celui des « mégalomanes », l'envieux à celui des « paranoïaques ». La luxure devient « obsession », l'avarice une « rétention fécale ». Michel Serres n'articule pas de manière abstraite une expertise médicale et une expertise sociologique, pour abandonner l'une quand il utilise l'autre : il nous propose de regarder les deux processus du même regard, et avec humour. Ce double processus permet de redéfinir ce qui est normal et ce qui ne l'est pas. Mais il a un point commun : la production d'affiliations au vide, au répétitif infini, comme unique solution logique qui se présente à l'individu désaffilié : l'enchantement de la croissance. On peut ainsi restituer le médicament orphelin dans les processus de production d'affiliations au vide (Michel SERRES, *Discours sur la vertu*, séance publique de l'Académie française du jeudi 2 décembre 1993, Imprimerie nationale, Paris, 1993, p. 6).

l'éthique médicale, comme consensus des médecins sur ce qui est autorisé et interdit dans leur pratique.

« Mè philokrinein » signifierait positivement que si les groupes auxquels le diagnostic médical renvoie artificiellement les patients sont totalement étranges et invivables, il n'est pas non plus exclu que ce type de groupe puisse prendre une autre nature, par un processus politique qui nous est propre. Les groupes d'usagers de drogues ne constituent pas des groupes « naturels » (ils n'ont pas de langue qui leur soit propre et ils ne se reproduisent pas en tant que tel) mais ils peuvent changer de nature : « Vous nous avez classés comme toxicomanes et en tant que tels vous nous avez donné un statut juridique, psychologique, etc. Très bien, nous reprenons cette définition pour la retourner en en faisant un événement politique. » C'est dans la capacité d'un groupe de ce type à s'organiser et à désigner ses représentants, c'est-à-dire ses propres experts, que quelque chose de nouveau apparaît, fragile mais susceptible de faire histoire. Le rapport avec ceux qui ont à l'origine désigné ce groupe n'est pas alors hiérarchisé (pour faire un rapprochement, il n'a pas le statut de la « vulgarisation » face au savoir scientifique) : c'est un rapport d'égalité, symbolisé dans ces congrès où les représentants des usagers siègent à égalité à côté des représentants des thérapeutes, des chercheurs ou des pouvoirs publics. Cette capacité à produire ses propres experts distingue ce type de groupes d'usagers de ceux qui ne servent que de courroie de transmission aux experts traditionnels.

Cette histoire récente nous apprend aussi que ce qu'il y a de plus inacceptable dans le modèle dit de la prohibition, c'est qu'il écarte toutes les possibilités de négociation, de création d'espaces de négociations [17] et de prolifération d'experts. Là où la négociation est impos-

---

17. Ainsi, on l'a dit, la loi française de 1970 pourrait permettre de considérer les associations d'usagers, aujourd'hui reconnues et subventionnées par les pouvoirs publics, comme des associations de malfaiteurs.

sible, où la prolifération d'experts est empêchée, on ne peut pas apprendre. Les associations comme Aides ou Act up se sont imposées comme des partenaires indispensables jusque dans la mise au point de protocoles d'essais de nouveaux médicaments. Act up parle de « la prolifération hétéroclite des complices de la maladie [18] ». Il faut lui opposer la prolifération d'autant d'hétéroclites qui feront bloc entre eux. C'est ce à quoi ce mouvement participe : « Pour la première fois dans l'histoire de la médecine, des malades et des associations qui les représentent ont voix relative au chapitre, expriment des revendications collectives auprès des chercheurs et des médecins, exercent des pressions pour que des sujets soient abordés, des recherches engagées, des procédures scientifiques modifiées dans un sens qui prenne en compte l'intérêt et les propositions des personnes atteintes du HIV. Pour la première fois, des malades ont acquis de vive lutte le droit d'être reconnus comme des experts de la maladie [19]. » Les grands laboratoires pharmaceutiques ont su apprendre à négocier avec les groupes constitués dans la lutte contre le sida. Pourquoi les thérapeutes formés à la psychanalyse ne le pourraient-ils pas ?

Peut-être ce nouveau dispositif permettra-t-il d'apprendre des nouveaux modes de gestion des drogues dangereuses. Ces *pharmakons* ne sont dangereux que parce qu'ils permettent des affiliations au vide. Un des effets de l'onde de choc provoquée par les nouveaux dispositifs qui se mettent actuellement en place pourrait bien autoriser le développement d'arts de la consommation, ce qui est une autre manière de rompre avec les affiliations au vide. Il existe en France des arts de la consommation du vin dont on sait qu'ils sont les meilleurs obstacles que l'on puisse dresser face au risque de l'alcoolisme. Toutes

---

18. Act Up-Paris, *Le Sida, combien de divisions ?*, Éditions Dagorno, Paris, 1994, p. 15.
19. *Ibid.*, p. 12.

les drogues venues du Sud et encore soumises à la prohibition pourraient faire l'objet d'arts de la consommation. Il devient urgent de se poser ce type de problèmes au moment où la politique de prohibition chasse les drogues les moins dangereuses au profit de celles qui le sont le plus. L'héroïne a ainsi chassé l'opium et risque actuellement d'être, à son tour, chassée par le crack.

Le philosophe Gilles Deleuze a bien souligné toutes les conséquences de ces nouveaux dispositifs sur notre invention de l'éthique : « Ce n'est pas d'un comité des sages, moral et pseudo-compétent, dont on a besoin, mais de groupes d'usagers. C'est là qu'on passe du droit à la politique[20]. » Le déploiement de ce que nous avons appelé, au début de ce chapitre, le premier espace, permet donc de créer de nouveaux agencements plus efficaces pour combattre la maladie.

Inventer de nouveaux mixtes

L'espace dans lequel se développe l'effet placebo est structuré comme l'espace social en général. La remise en cause du statut d'exclusivité des experts, de la coupure entre humains et non-humains, entre société et nature, doit trouver son équivalent dans le deuxième espace où se déploie l'effet placebo.

Les psychotropes modernes n'échappent pas au statut de *pharmakon*. Ce sont toujours des produits à potentialités et donc à usages multiples. Mais le pire statut qu'ils puissent avoir est celui de médicaments orphelins, c'est-à-dire de médicaments prescrits à froid, en dehors d'un flux de significations. C'est pourtant de cette manière qu'ils sont testés et présentés aux médecins. Les thérapeutes se retrouvent donc à devoir gérer une situation très paradoxale : il leur appartient d'exiger des inventeurs qu'ils soumettent leurs médicaments à des protocoles exi-

---

20. Gilles DELEUZE, *Pourparlers*, Minuit, Paris, 1990, p. 230.

les deux médecines

geants permettant de dresser la cartographie de leurs actions [21], mais ils ne doivent pas oublier les limites de ce type d'études : elles sont justement faites dans le contexte « le plus froid » possible, du moins en apparence. Ils ne peuvent, en aucun cas, attendre d'elles une cartographie définitive et objective de ce qu'est le médicament soumis à ce type de tests. Il faut apprendre encore à renoncer au substantialisme dénoncé par François Dagognet [22], qui n'est qu'une illusion de savoir.

Une fois entré dans les réseaux complexes de la prescription et de la consommation, le médicament verra se déployer son statut mouvant de *pharmakon*. Cela devrait obliger les thérapeutes à imaginer des agencements dans lesquels ces médicaments trouveront une place, au lieu de les utiliser en les laissant définir à eux seuls, en surplomb, toute la scène thérapeutique. C'est la fabrication de mixtes qui définit le thérapeute et qui pourrait aussi, dans le futur, faire de la psychiatrie le paradigme de toute la thérapeutique et non pas son enfant pauvre.

Il est possible que nous ayons perdu les savoirs qui permettent de faire un type de prescription « à chaud ». Il s'agirait de savoirs mixtes, non pas au sens où on peut ajouter une psychothérapie et un médicament, deux objets construits indépendamment l'un de l'autre, mais au sens de blocs d'hétérogènes, dont les différents constituants ne s'ajoutent pas seulement mais créent de l'événement. Ceux qui subsisteraient heurtent notre idée de la modernité, car le monde des mixtes est celui des médecines traditionnelles, celui des mesmériens. S'inventer comme producteur de mixtes ne signifie pas devenir mesmérien ou médecin traditionnel, mais implique la construction d'un savoir qui ne se définit plus d'abord par son opposition avec ceux que nous avons disqualifiés comme charlatans.

---

21. C'est l'objectif que se fixe, par exemple, la revue *Prescrire*, réservée aux médecins.
22. François DAGOGNET, *La Raison et les Remèdes, op. cit.*

Comment ce type de savoirs mixtes peut-il être appris et faire l'objet de transmission ? On croit un peu trop facilement qu'il suffirait de former les médecins à la « relation médecin-malade » pour résoudre ce problème. Le « supplément d'âme » que l'on réclame d'une médecine trop technicienne ne fait qu'enregistrer le refus, ou l'incapacité, de construire des mixtes, de trouver des agencements qui nous situeraient dans le double héritage, non purifié, de Mesmer *et* de Pinel. En fait, il apparaît que nous payons cher la construction de la médecine moderne dans la lutte contre tous les savoirs de ceux que nous avons disqualifiés sous le nom de charlatans. Nos médicaments sont orphelins parce que nous-mêmes sommes des orphelins.

Mais on a maintenant le droit de penser que la médecine occidentale a aussi tous les moyens pour trouver en elle les ressources qui lui permettront de créer de nouveaux agencements, c'est-à-dire des processus qui augmentent la « biographie culturelle[23] » du médicament au moment où le consommateur en dispose, éloignant la menace intrinsèque au *pharmakon*.

---

23. Cette notion de biographie culturelle des objets a été introduite par Arjun APPADURAI, *The Social Life of Things*, *op. cit.*

Conclusion

Nous avons rencontré tout au long de ce livre beaucoup de déceptions dont nous avons essayé de rendre compte. Le triomphalisme habituel qui nous caractérise comme des « modernes » ne saurait masquer les problèmes qui naissent en même temps que nous inventons le monde. La difficulté n'est pas nouvelle pour tous ceux qui se sont efforcés de réfléchir à la manière dont nous produisons du savoir et des techniques. Le philosophe Michel Serres a décrit un problème qui hante la société occidentale de manière récurrente : « Nos savoirs clairs et nos techniques efficaces comportent-ils des taches sombres d'ignorance inattendues ? Faudra-t-il retourner l'affirmation de tantôt ? Les Anciens savaient-ils des choses que nous ignorons[1] ? »

La contradiction entre d'un côté la voie royale constituée par la médecine savante fondée sur la biologie et de l'autre les techniques de « guérissage » par suggestion est-elle insurmontable ? Ou encore, la contradiction entre

---
1. Michel SERRES, *Statues*, François Bourin, Paris, 1987, p. 18.

une société fondée sur l'idéal de la transparence, l'exigence démocratique de la vérité, et les sociétés qui ont développé en leur sein des techniques transmises par initiation et secrets, est-elle définitivement scellée ?

Dans un premier temps, on pourrait être porté à le croire. L'idéal qui a sous-tendu la rédaction de ce livre est à l'opposé de la nostalgie : il n'est pas possible de renouer ce fil qui a été rompu pour fonder notre identité. Mais nous ne devons pas non plus oublier que c'est au cœur même de la médecine occidentale la plus moderne que la suggestion a resurgi et est devenue à nouveau observable sous la forme de l'effet placebo. Nous n'avons pas besoin, pour réfléchir aux problèmes de la suggestion dans la médecine moderne, de nous tourner vers les médecines parallèles ou toute autre activité qui fleurit aux marges des savoirs officiels. C'est là où nous sommes les plus modernes que la suggestion insiste. Il est vrai aussi que n'avons pas jusqu'à présent su faire histoire avec cet effet placebo. Nous n'avons pas su imaginer des manières de « faire science » avec cette nouvelle figure de la suggestion. Pourtant des moyens existent pour explorer cette voie. Ils supposent d'inventer de nouvelles manières de travailler ensemble pour des chercheurs et des thérapeutes. La biologie et la médecine du siècle prochain auraient beaucoup à gagner à en faire un nouvel enjeu, ne serait-ce qu'avec le modeste objectif de perfectionner l'action des médicaments. Nous avons le sentiment que nous inventerons de nouveaux agencements pour faire face à la maladie en repensant profondément nos objets thérapeutiques que sont les médicaments et dont nous connaissons mal les potentialités multiples, et non pas en essayant de combiner plus adroitement des techniques psychanalytiques purifiées avec une psychiatrie biologique ignorante de l'effet placebo.

Curieusement, nous avons dû déplacer notre regard vers un autre champ, au premier abord sans rapport avec le premier, pour mieux comprendre comment nous pouvons trouver dans notre modernité les ressources qui nous rendent capables de remettre en cause la séparation entre les objets (réduits à de l'inanimé) et la relation que les humains tissent entre eux. C'est cette même séparation que nous avons cru pouvoir identifier comme étant le fondement de notre incapacité à être à la fois héritier des médecines de la suggestion et de la médecine savante. Il s'agissait des effets du sida. L'événement sida a constitué un tremblement de terre dont on commence seulement à voir les effets. Et à cette occasion nous avons su apprendre à constituer de nouveaux agencements entre humains (médecins, chercheurs, malades, hommes politiques, etc.) et non-humains (médicaments disponibles, médicaments à l'essai, préservatifs, seringues propres, etc.) qui ont cette caractéristique d'augmenter la connaissance produite en bout de chaîne, du côté des malades et des consommateurs de médicaments. On présente généralement ces nouveaux mixtes comme le résultat d'un « retard » de la recherche (retard à inventer un vaccin, à mettre au point des antiviraux) ou d'un pis-aller. Ce n'est pas certain du tout. Ils inventent aussi une nouvelle manière de définir la maladie et de la combattre. Ce que nous avons pris l'habitude de considérer comme un retard de la science est aussi l'invention de nouvelles manières de poser un problème global dans lequel les chercheurs ne sont plus fétichisés comme les seuls porteurs de la solution, le reste du public étant figé dans une attente anxieuse ou désespérée, mais sont là comme des observateurs partiels seulement aptes à témoigner de ce qu'ils apprennent dans leurs laboratoires. On a ainsi appris qu'il était possible de s'opposer à la maladie et peut-être même d'arrêter son expansion avec d'autres moyens que le médicament miracle. Le travail des chercheurs n'est pas étranger à ces agencements que nous construisons, même s'ils ne les définissent pas en surplomb : ils nous ont par exemple appris la manière dont le virus HIV se transmettait. Ces nouveaux mixtes sont typiquement occidentaux et modernes car ils sont scientifiques mais aussi politiques et démocratiques. Et pour-

conclusion

tant ils apparaissaient impensables il y a encore dix ans, pris que nous étions dans la frénésie à renvoyer à la seule science expérimentale les problèmes de la médecine et de la santé.

L'exigence de vérité qui caractérise les sociétés démocratiques ne se confond pas avec la passion de la vérité qui sélectionne les experts et réduit au silence tous les autres témoins possibles. La vérité du sida ne peut pas sortir des laboratoires seuls : elle est au croisement de plusieurs histoires qui racontent notre monde moderne. Cela se construit comme quelque chose qui peut être dit vrai parce que cela rend compte de la multiplicité et parce que c'est donc démocratique.

Parallèlement, l'effet placebo pourrait bien être l'événement qui nous oblige à penser une médecine unifiée qui ne serait plus arc-boutée sur la dénonciation des spécialistes de l'influence qui guérit et qui ne renoncerait pas non plus aux objets thérapeutiques particuliers que sont les médicaments. Quitte, en particulier pour les médicaments psychotropes, à être demandeur de substances produisant d'autres effets biologiques que ceux dont on dispose actuellement. Les chercheurs verraient dans ce processus leur curiosité s'aiguiser et non pas s'amoindrir.

Table

Introduction 7

1. A LA RECHERCHE DE L'OBJET MÉDICAMENT 12

    Naissance d'un médicament peu ordinaire 15
    La pharmacologie rationnelle ne définit pas le
      médicament moderne 19
    Arborescence ou rhizome ? 27
    Le médicament moderne 32

2. LES DÉCEPTIONS DE L'EFFET PLACEBO 37

    Du placebo à l'effet placebo 38
    Les embarras de l'effet placebo 49
    « Retourner » l'effet placebo 54
    Les médecines oubliées 59

3. MESMER ET PINEL : LA DIFFICILE RENCONTRE 65

    Les origines de la psychiatrie 67
    L'autre fondateur : Mesmer 76

Les occasions ratées	82
Les raisons d'un échec	89

4. Le symptôme ou la passion de la vérité 99

Le cas de la phrénologie	102
Jean-Martin Charcot mis sur la piste de l'hypnose par Claude Bernard	108
La théorie moderne du symptôme	115
Le symptôme qui ne témoigne que de lui-même	121

5. L'invention des psychotropes 127

Ceux qui expérimentent sur eux-mêmes	129
Reviviscence des thérapies de crise	131
Un nouveau paradigme	137
L'ère des psychotropes	140

6. Héritages 146

Le passage d'un système thérapeutique à un autre	148
Le *pharmakon*	155
Techniques de suggestion et arts de la consommation	161

7. Clinique et politique 167

Le paradigme d'une rencontre ratée : psychanalyse et toxicomanie	171
Il ne faut pas rechercher les ancêtres	178
Inventer de nouveaux mixtes	183

Conclusion 186

Composition Facompo à Lisieux
Achevé d'imprimer en mars 1995
sur les presses de B.C.I. à Saint-Amand
Premier tirage
Dépôt légal : mars 1995
Numéro d'impression : 1/447
ISBN 2-7071-2435-4

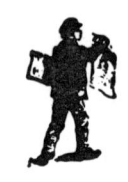